本书获得上海科普教育发展基金会资助

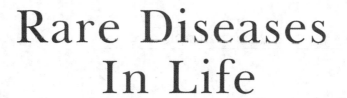

Rare Diseases In Life

生活中的**罕见病**

夏乐敏 ◎ 著

江世亮　王　韬◎审

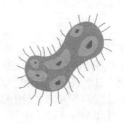

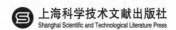

上海科学技术文献出版社

Shanghai Scientific and Technological Literature Press

图书在版编目（CIP）数据

生活中的罕见病 / 夏乐敏著 . -- 上海：上海科学技术文献出版社，2022

ISBN 978-7-5439-8400-4

Ⅰ.①生… Ⅱ.①夏… Ⅲ.①疑难病—普及读物 Ⅳ.① R442.9-49

中国版本图书馆 CIP 数据核字 (2022) 第 013724 号

责任编辑：付婷婷
封面设计：留白文化

生活中的罕见病
SHENGHUOZHONG DE HANJIANBING
夏乐敏 著 江世亮 王 韬 审
出版发行：上海科学技术文献出版社
地　　址：上海市长乐路 746 号
邮政编码：200040
经　　销：全国新华书店
印　　刷：常熟市人民印刷有限公司
开　　本：720mm×1000mm　1/16
印　　张：10.5
字　　数：161 000
版　　次：2022 年 7 月第 1 版　2022 年 7 月第 1 次印刷
书　　号：ISBN 978-7-5439-8400-4
定　　价：68.00 元
http://www.sstlp.com

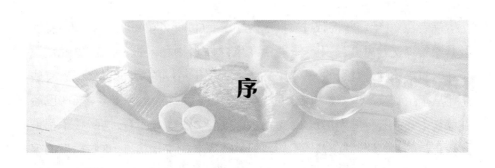

序

　　夏乐敏博士的这本《生活中的罕见病》列举了五十余种如今问诊率较高、对人民群众健康构成较大威胁的罕见病,对其症状、起病缘由、目前医学上对其认识和治疗手段、如何护理、预防等一一做了到位的解读和非常通俗的知识普及,基本上每个病症都由一个故事引出,全书行文的表述都比较积极、阳光,给本身比较不幸的、悲戚的主题带来了一种向上、希望的光明色。尤其在前言中,作者在点出目前国内已印发的第一批罕见病目录中仍有121种疾病300多万罕见病患者依然面临疾病诊断后无药可治,治疗药物虽已上市但价格高昂、尚未纳入医保等痛点的同时,更点出国家针对这些痛点采取的举措,包括遴选出罕见病诊疗能力较强、诊疗病例较多的324家医院,对患者进行相对集中的诊疗和双向转诊;对临床急需的境外罕见病新药,国家药监局已会同国家卫健委建立专门通道进行审评审批,专门通道的药品将在3个月内完成审评;在我国已经获批上市的55种罕见病治疗用药中,目前已有32种被纳入国家医保药品目录,其中5种是2019年目录调整中新增的。我想以上这些数据是能实实在在给患者以希望和光明的。

　　诚如作者所说,目前罕见病的误诊、漏诊率仍较高,约有60%的罕见病患者遭遇过误诊。这其中虽然也有医学科学上对这些病患的认知尚有盲区的原因,但更多的还是患者及其家人以及全社会对罕见病的认知仍然有限,相关的科学普及也还没有到位等有关。也正是基于此,本书的出版,特别具有不可或缺性。因为从目前医学手段来讲,如果患者(儿)能在最早的阶段得到诊疗,则其预后会很不一样。所以希望这本书能被更多人看到,尤其是更多准父母。

笔者在 20 年前曾接触过一批苯丙酮尿症(phenylketonuria，PKU)患者及其家长。这些患儿终身不能进食高蛋白质食物和米饭、油盐，也就是说鱼、肉、蛋等荤腥是禁忌的，基本上只能食用家里特制的特殊纤维食品，有些患儿从出生到读高中基本上就是吃一种类似麦片糊的食品。其中一些已经在读初中、高中，从健康情况、谈吐、思维乃至学业等方面看，这些孩子都是比较正常的，大多与健康孩子无异。但从与家长的交谈得知，这些病患的家庭，特别是他们的父母及其家人的付出是常人难以想象的。一部分孩子如果能在出生的第一时间确诊，从而启动治疗，预后情况会更好，这也是这些家长最大的遗憾。而他们最大的心愿就是相关的治疗药品能进入医保。当时笔者也曾根据这些患者的情况及其家长的诉求写过材料上报，后来在政协会议上也一起参与过相关的座谈调研，为政府部门出台相关法规做一点力所能及的事。

正因为以上的经历，看到这本书笔者真是非常欣喜。因为无论对罕见病患者及其家人，还是对全社会公众来说，都需要了解罕见病、重视罕见病。假如因为这本书能减少一个或几个病患的误诊或漏诊那就是一件值得庆贺的好事！每一个生命都值得珍视，每一位患儿都联系着一个大家庭，进而和整个社会的和谐安宁息息相关。从这个角度来讲，帮助罕见病人群就是帮助我们自己，也就是在推动社会的文明进步。

江世亮

原文汇报科技部主任、高级编辑、

上海市科普作家协会副理事长兼秘书长

前　言

罕见病,指那些发病率极低的疾病。罕见疾病又称"孤儿病",在中国尚没有明确的定义。根据世界卫生组织(WHO)的定义,罕见病为患病人数占总人口的 0.65‰~1‰的疾病。

目前,我国罕见病发病人数至少在 2 000 万以上。现阶段,罕见病的诊疗存在两大痛点。首先,误诊、漏诊率较高,约有 60%的罕见病患者遭遇过误诊。就拿小胖威利综合征来说,其外部症状表现为暴饮暴食、肥胖、发育迟缓等,极易被误诊为脑瘫、重症肌无力等疾病。其次,罕见病药物的不可及与不可负担是另一大痛点。我国已印发第一批罕见病目录,然而,目录中121 种疾病的 300 多万名罕见病患者仍然面临着疾病诊断后无药可治,治疗药物未在中国上市,治疗药物虽已上市但价格高昂、尚未纳入医保等难题。

针对这些痛点,我国推出了一系列举措。例如,针对误诊、漏诊,建立全国罕见病诊疗协作网,并遴选出罕见病诊疗能力较强、诊疗病例较多的 324家医院,对患者进行相对集中诊疗和双向转诊。平台的建立非常重要,它不仅可以作为诊疗平台,利用远程诊疗等技术手段不断完善,而且可以成为一个病例收集与分析,并在此基础之上开展交流研讨、医疗教育的平台。再例如,为提高罕见病药品用药的可及性,对临床急需的境外罕见病新药,国家药监局已会同国家卫健委建立专门通道进行审评和审批,专门通道的药品将在 3 个月内完成审评。与此同时,在我国已经获批上市的 55 种罕见病治疗用药中,目前已有 32 种被纳入国家医保药品目录,其中 5 种是 2019 年目录调整中新增的。

好的措施有了,接下来,就要不断提高其社会知晓度。据悉,2019 年我国第一批罕见病诊疗指南已印发。指南，就是非常不错的普及工具，但只有专业的医务人员版，尚没有通俗的家庭教育版。公众对罕见病及罕见病患者的认知缺乏，会造成社会歧视和排斥现象，使患者难以融入社会，身体疾病造成心理负担，甚至会产生心理疾病。如果让准父母及父母们多了解一些罕见病知识及诊疗信息，他们不仅可以早做预防，加强怀孕前、怀孕中和新生儿出生后的三级筛查和检测，而且能够尽早察觉相关症状，尽快找到合适的医院，这是早发现的关键一环，也是罕见病防治的基石。

　　本书也是在此背景下应运而生，全书根据医学体系分类共有四个篇章，以源于生活中的罕见病故事入手，图文并茂，娓娓道来，并结合扫描二维码看视频解说技术，全方位、立体化介绍相关罕见疾病。上海市科普作家协会、上海市罕见病防治基金委员、"达医晓护"医学传播智库的相关专家也全程指导并参与本书的编撰及发行，保证了该书的专业性及科普性。本书是国内首部介绍罕见病的智能科普书籍，希望出版后能加深读者对这些疾病的深入了解，填补该领域科普的空白。

　　在本书付梓出版之际，再次要感谢上海市科普教育发展基金会对本书出版提供的资助，谨致以衷心的谢意！

夏乐敏

上海市静安区中心医院　医学博士

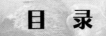

目　录

第二 血液系统疾病篇

第三 内分泌免疫系统疾病篇

第四　心肺及消化系统疾病篇

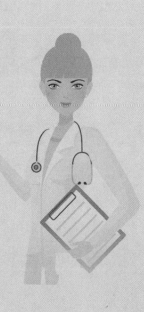

第一

代谢及遗传疾病篇

一、法布雷病是咋回事

一种怪病

大头(化名)曾是位医生,但一直被一种怪病折磨着,还长期无法确诊!一切都要从他小时候讲起……

大头从六岁开始,手脚疼痛,身体还无法出汗,天气热或气候变化,最容易诱发疼痛,手指、脚趾、脚底板像火烧一样,有时要脱掉鞋袜,用风扇吹脚。

最严重的情况出现在他的青春期——烧灼感的肢体末端疼痛常常发作,疼起来满地打滚,只想把手脚砍了。无汗症也难受得要命,夏天对他来说简直是地狱,只好经常泡在水缸里。

最痛苦的是,家人带他辗转多家医院,一直无法确诊是什么病,核磁共振、CT、骨髓穿刺几十项检查,专家会诊,连心理测试也做了。甚至有医生居然说,小孩没问题,病是装的。可每次疼痛伴随的发烧是确定的呀!

随着年龄增长,过了青春期,这种疼痛也莫名地缓解许多,不再那么经常发作。虽然还是出不了汗,夏天难受,手脚还长了些细密的血管角质瘤,总算不影响大头的日常生活。

也正是这个怪病,让他立志学医。既然别的医生查不出来,那就自己给自己看病!后来,他如愿成为一名医生,虽然还做不到给自己治病,但还真的自己找出了罪魁祸首。

2005 年,大头来到北京就诊检查,困扰多年的谜团终于解开了——

正是法布雷病（Fabry 病），会造成肾、心脏、脑等多器官病变，甚至危及生命。

法布雷病是啥病?

法布雷病是一种十分罕见的 X 染色体连锁遗传的鞘糖脂类代谢疾病，这是一种被称为人体细胞溶酶体脂蛋白代谢异常的疾病，因为体内缺少一种酶，导致有些脂蛋白无法分解，堆积造成各个系统病变。比如，它可造成四肢非常剧烈的疼痛，并对肾、心脏、脑、神经等各器官产生严重损害造成病变，病情呈进行性加重发展态势，如得不到有效治疗将危及生命。该病的发病率为 1/11 万～1/47 万。

法布雷病有何表现?

该病的临床症状大多会在儿童或青少年期就开始出现，男性症状较重。该病的主要临床表现如下。

（1）手、脚发生间歇性的疼痛或感觉异常，其疼痛程度如同烧灼般的感觉，严重时无法正常生活与工作。疼痛可持续数分钟至数天，有时反复出现。疼痛通常在温度较高或季节变化时出现，可在运动后加剧。

（2）下腹、大腿、阴囊、外生殖器常出现红色或紫黑色的血管角质瘤（angiokeratoma）。病变程度常随年龄加重，患者的耳朵、口腔黏膜、结膜、指甲也可能出现病变。眼部涡状角膜浑浊为该病的特有表现。

法布雷病如何治疗?

法布雷病的治疗可分为对症治疗及酶替代治疗。酶替代疗法可补充患者体内缺乏的酶，使脂质代谢保持正常，改善患者的症状、阻止疾病的进展。现在批准上市的有注射用阿加糖酶 β（法布赞）等药物。

带你了解法布雷病

(1) 你知道吗?

目前至少有50种罕见病会导致溶酶体功能发生障碍。[1]

溶酶体是细胞结构的一部分，负责分解特定类型的物质，以便物质排出体外或在体内得以再利用。

当溶酶体功能发生障碍后，相关物质会堆积在细胞内。[2]

法布雷病是最常见的溶酶体贮积症（LSD）之一。[1]

(2) 体征与症状[3]

肠胃不适　热耐受不良

疼痛　精神不振

疲劳　皮疹　丧失运动能力

(3) 诊断

由于法布雷病的体重和症状不具备特殊性：

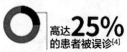

高达**25%**的患者被误诊[4]

1万名患者中仅**350**人得到确诊[5]

平均确诊需要**12**年

诊断延误可能造成十分严重的影响，因为早期诊断是实现良好疾病管理的关键。[6]

(4) 遗传性[7]

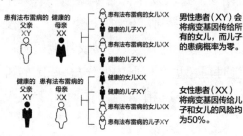

患有法布雷病的父亲XY　健康的母亲XX

患有法布雷病的女儿XX
健康的儿子XY
患有法布雷病的女儿XX
健康的儿子XY

男性患者（XY）会将病变基因传给所有的女儿，而儿子的患病概率为零。

健康的父亲XY　患有法布雷病的母亲XX

健康的女儿XX
患有法布雷病的儿子XY
患有法布雷病的女儿XX
患有法布雷病的儿子XY

女性患者（XX）将病变基因传给儿子和女儿的风险均为50%。

法布雷病患者

参考文献

[1] Porthu' BJ, Weces RA, Klicr WJ, et al. The feguency of lysosomal storage disases in the Netherlands[J]. Hum Genet, 1999, 105：151 - 156.

[2] Kint JA. The enzyme defect in Fabry's disease[J]. Nature, 1970：2271.

[3] Nowicki M, Bazan-Socha S, Blazejewska-Hyzorek B, et al. Enzyme replacement therapy in Fabry disease in Poland：a position statement[J]. Pol Arch Intern Med, 2020,130(1)：91 - 97.

[4] Lv YL, Wang WM, Pan XX. A successful screening for fabry disease in a chinese dialysis patient population[J]. Clin Genet, 2009,76(2)：219 - 221.

[5] Meikle PJ, Hopwood JJ, Clague AE, et al. Prevalence of lysosomal storage disorders[J]. JAMA, 1999,281(3)：249 - 254.

[6] Germain DP. Fabry disease[J]. Orphanet J Rare Dis, 2010,5：30

[7] 中国法布雷病专家协作组.中国法布雷病诊疗专家共识(2021年版)[J].中华内科杂志,2021, 60(4)：321 - 330.

二、不一样的水肿

——遗传性血管性水肿

这种水肿可是病

一名 11 岁男孩威威(化名)在过去 5 年里反复手、脚和脸的肿胀,每年发作 6～7 次,伴声音变粗、呼吸困难。每次发作会持续 2～3 天,采用家庭疗法后症状消失。偶尔有腹部疼痛,在发作开始时种类不一,但没有瘙痒、发红或湿疹。很明显这些发作与任何食物、药物或其他偶发疾病无关。家族病史显示母亲自孩童时期起也有相似的发作史,威威的哥哥也有相似的发作史,并在其 8 岁时在一次相似的发作时死于呼吸窘迫。

体检时,发现威威眼睑、嘴唇和手背有轻度的非凹陷性水肿,伴轻度的声音加重。间接的喉镜检查显示喉部水肿,累及杓状会厌襞、真假声带。临床诊断为遗传性血管性水肿。

血细胞计数、尿液分析、肝肾功能检查正常。血浆补体 C4 估计结果以共同径路筛查的方式做出,其值减至 0.14 g/L(正常值 0.20～0.50 g/L)。C1 酯酶抑制因子的估计值也减少 29%(正常 70%～130%)。给患者口服一日 2 次 1 mg 康力龙(司坦唑醇)治疗六周,目前的病情发作得到缓解。当病情缓解情况持续时,剂量减为 1 mg 一日一次,为期 6 个月。治疗期间定期检测其肝功,未见异常。询问父母该疾病的情况,虽然母亲有非常少的、很轻的发作,但不需要任何积极的干预,患者母亲的血清 C4 水平减至 0.06 g/L,C1 酯酶抑制因子减至 29%,而患者父亲的这两个参数水平均正常。

什么是遗传性血管性水肿?

遗传性血管性水肿是以发作性、自限性、局限性全身皮肤黏膜下非凹陷性水肿为特征的原发性补体缺陷病。本病可发生于任何年龄,但大多数出现于儿童期或少年期,常伴腹痛、恶心呕吐、血清中 C1 酯酶抑制物(C1 esterase inhibitor, C1INH)降低等表现,常有家族史。该病的发病率为 1/5 万~1/1 万。

遗传性血管性水肿有何表现?

皮肤黏膜肿胀具有发作性、反复性及非凹陷性的特点,一般不痒,不伴荨麻疹。肿胀在 12~18 小时内逐渐加重,经 48~72 小时又逐渐消退。水肿多发生于组织疏松处的面部、舌、咽喉、手足、外生殖器或肢体某侧。单发多见,偶见于两处以上。可伴声音嘶哑、吞咽困难、下消化道急腹症样改变,严重者可出现呼吸困难甚至窒息。患者 C1INH 缺陷出生即有,但儿童期多属轻微,一般到青春期才发病,老年发作次数减少。

正常人与遗传性血管水肿患者的对比

(1) 腹部

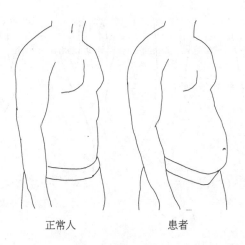

正常人　　　　　患者

（2）面部

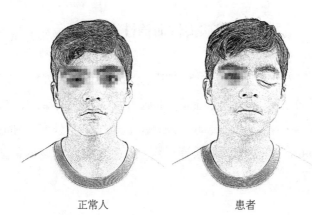

正常人　　　　　　　　　患者

（3）嘴部

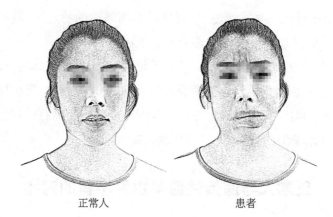

正常人　　　　　　　　　患者

（4）四肢

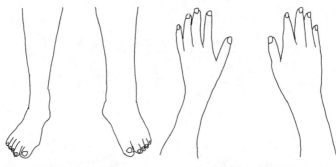

正常人（左），患者（右）　　　　　正常人（左），患者（右）

遗传性血管性水肿如何治疗?

1. 全身治疗

一般均采取对症处理。急性发作时可选择 C1INH 浓缩剂或重组 C1INH、缓激肽受体拮抗剂及激肽释放酶抑制剂等。还可选择抗纤溶药物如氨基己酸、雄性激素等治疗。腹部绞痛时服用阿片类制剂。发生喉头水肿时,可选择肾上腺素、氢化可的松、氨茶碱、麻黄碱等药物治疗。

2. 局部治疗

局限性水肿可外搽 10％炉甘石洗剂或 1％薄荷脑洗剂。发生急性喉头水肿者应及时行气管插管,必要时行气管切开术。

遗传性血管性水肿如何预防?

(1) 避免近亲结婚,有家族史者生育前可进行遗传咨询。

(2) 避免诱发因素,如外伤、感染等。

遗传性血管性水肿（HAE）

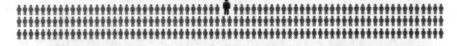

遗传性血管性水肿的特征是皮肤、呼吸道和内脏器官肿痛。[1]

遗传性血管性水肿非常罕见

目前,遗传性血管性水肿的全球患病率为1/5万~1/1万。[2]

遗传性血管性水肿可能会被误诊[3]

由于遗传性血管性水肿比较罕见，很多医生对其知之甚少。[2]

APPROXIMATELY 10 YEARS 约10年

截止至2005年，遗传性血管性水肿从症状出现到确诊平均需要10年（数据源自一份报告）；到2010年，这一平均时间仍然超过8年（根据另一份报告）。[1, 4, 5]

 38%

的患者都曾被误诊为过敏。[1]

17%

的患者被告知患有阑尾炎。[1]

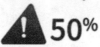 **19%**

在某些情况下，误诊还可能导致患者接受不必要的手术治疗。仅在美国，就有19%的遗传性血管性水肿患者因为误诊而接受不必要的手术治疗。[1]

遗传性血管性水肿不可预知且可能危及生命[6]

27

患者每年平均发病次数。[7]

⚠50%

的患者曾经在生命中的某个时刻经历过至少1次喉部发作。[8, 9]

24~50 小时

是HAE患者腹部发作时若如经治疗需要卧床休息的平均时间。[10]

遗传性血管性水肿患者

参考文献

［1］Osler W. Heredirary angio-neurotic oedema[J]. Am J med Sci, 1888, 95：362 - 367.

［2］Emel AP, Markus M, Andreas M, et al. Epidemiology of Bradykinin-mediated anqioedema, a systematic investiqation of epidemiological studies[J]. Orphanet J Rare Dis, 2018, 13：73.

［3］Zhang HY. Hereditary angioedema（with an analysis of 22 cases from 6 families）[J]. Zhonghua Yi Xue Za Zhi, 1985, 65：156 - 159.

［4］Bork K, Wulff K, Steinmuller-Magin I, et al. Hereditary angioedema with a mutation in the plasmiogen gene. Allergy, 2018, 73：442 - 450.

［5］Xu YY, Jiang Y, Zhi YX, et al. Clinical features of hereditary angioedema in Chinese patients：new findings and differences from other populations[J]. Eur J Dermatol, 2013, 23：500 - 504.

［6］Bork K, Davis-Lorton M, Overview of here ditary angioedema caused by C1-inhibitor deficiency. assessment and clinical management[J]. Eur Ann Allergy Clin Immunol, 2013, 45：7 - 16.

［7］Maurer M, Magerl M, Ansotegui I, et al. The intemational WAO/EAACI quideline for the management of hereditary angioedema[J]. The 2017 revision and update[J]. Allergy, 2018, 73：1575 - 1596.

［8］Donaldson VH, Evans RR, A biochemical abnormality in hereditary angioneurotic edema：absence of serum inhibitor of C1-esterase[J]. Am J Med, 1963, 35：37 - 44.

［9］Bork K, Barnstedt SE, Koch P, et al. Hereditary angioedema with normal C1-inhibitor activity in women[J]. Lancet, 2000, 356：213 - 217.

［10］Bafunno V, Finnu D, D' Apolito M, et al. Mutation of the angiopoietin - 1 gene（ANGPT1）associates with a new type of hereditary angioedema[J]. J Allergy Clin Immunol, 2018, 141：1009 - 1017.

三、小胖威利综合征

——这种肥胖是病啊

不一样的小儿肥胖

3岁多的小健(化名)跑来跑去,一见到桌面上的花生糖便伸手去拿,然后再怯怯地看着父亲,塞到嘴里之后又高兴不已。抱起他沉甸甸肉嘟嘟的,十分可爱,小健父亲说小健已经快到40斤了。不到一会儿,小健又拿起一块花生糖放到嘴里,非常开心。

3年多前小健刚出生时,啼哭声很小,就像小猫叫那样的微弱。因为他肌张力弱,无法进食,小健在出生数天体重便下降了一两斤。其实这就是小胖威利综合征的典型表现。

他曾被医院怀疑患有脑瘫、天使综合征、肌萎缩性脊髓侧索硬化症(俗称渐冻人)等疾病,故此治疗上也走了不少弯路。直到小健3～4个月的时候才最终通过分子遗传学的诊断方法确诊为小胖威利综合征。

何谓小胖威利综合征?

该病正式医学名为普瑞德-威利氏症候群俗称"小胖威利"。是一种15号染色体异常的疾病。大概有70%的病患是因为来自父亲的15号染色体有缺失,发生率约为1/15 000。

小胖威利综合征有哪些表现?

该疾病临床症状很复杂,在生长发育任何一阶段都有不同表现,新生儿时期的表现恰好相反,以吸吮力量不够,喂食量不足为最明显的特征,有些病患,甚至需要鼻胃管来喂食。

新生儿及婴儿时期表现为肌肉张力差、喂食困难、哭声弱、体重不易增加,四肢活动力差,脸部特征有杏仁般黑眼珠、长直睫毛、前额窄、薄而下垂嘴唇。小手小脚,男婴阴茎短小、阴囊发育差、睾丸未下降。女婴外阴部发育不良。

孩童时期的表现为脑发育迟缓有轻度或者中度智障。大约在六岁前后,由于脑部下视丘功能失调,对食物欲望大增,无法控制,造成体重急速增加。

青少年时期有以下表现。

(1) 肥胖,糖尿病、肌肉协调不足、脊椎侧弯。

(2) 性腺发育不良,男性隐睾;女性性征发育差。

(3) 身材比较矮小。

(4) 智能障碍及行为与情绪问题,会造成家庭其他成员压力,以及学校老师和同学之间极大困扰。

小胖威利综合征如何治疗?

小胖威利综合征是可以通过治疗来控制病情的。在治疗期间首先就是要控制肥胖,管住嘴,不允许患儿进食脂肪含量过高的食物。在患儿小时候最好是以母乳喂养为主,由于奶粉的添加剂过多,吃多了非常容易肥胖,然后再用生长激素来帮助孩子控制症状与提高生长速率,同时也可以减少脂肪堆积。

四、麻烦的马方综合征

优秀运动员们的一声叹息

2013 年 11 月一条让人感到惋惜的消息传来,临时从浙江稠州银行队转会到上海队的年轻中锋张卓君被查出身患马方综合征并需要进行手术,而他的职业生涯也就此终结。

其实,噩耗不止于此,美国女排球员海曼、前 CBA 球员张佳迪、前男排国手朱刚、前女排国手霍萱相继患此病过世。一次次让人感叹病魔难挡、生命无常。

何谓马方综合征?

本病原发缺陷不明。属于一种先天性遗传性疾病,有家族史。主要表现为骨骼、眼和心血管系统受累。发病率为 1/万~5/万。

患者多体型顾长,柔软度超人,多天赋异禀,所以有"天才病"之称。前文提到的那些身材高大的篮排球运动员,甚至《三国志》中对蜀主刘备的描述"身长七尺五寸,垂手下膝,顾自见其耳"也挺符合马方综合征的现代医学诊断标准,不能不说他们在其他某些方面可谓是天才。但这个病如果不经治疗,平均寿命不超过 32 岁。

马方综合征有哪些表现?

1. 骨骼肌肉系统

主要表现为四肢细长,宛如蜘蛛的指(趾),故名蜘蛛指(趾)。通常上半身比下半身长,其双臂平伸指距大于身长,双手下垂过膝。同时伴有长头畸形、高腭弓、面窄、耳大且低位等畸形。患者皮下脂肪一般较少,肌肉不够发达,胸、腹、臂的皮肤有皱纹。肌张力比常人低,呈无力型体质。肌腱、韧带以及关节囊伸长、松弛,关节过度伸展。也可能出现脊柱后凸、脊柱侧凸、脊椎裂、漏斗胸、鸡胸等异常。

2. 心血管系统

30%~40%的患者有心血管系统并发症。较常见的有主动脉特发性扩张、主动脉瓣关闭不全、主动脉夹层动脉瘤、夹层动脉瘤及破裂。二尖瓣关闭不全、二尖瓣脱垂、三尖瓣关闭不全亦属本病重要表现。有时可同时发生主动脉病变和二尖瓣病变。

3. 神经系统病变

本病的神经系统症状跟其他先天性风湿病类似,也由脑血管畸形所造成,可发生蛛网膜下腔出血与颈内动脉瘤所致的压迫症状动脉瘤引起的癫痫大发作等情况。肌张力低下伴有肌萎缩是本病最常见的神经肌肉症状。少数患者还会出现智力低下或者痴呆。

4. 眼

最特征性表现是晶体状半脱位或脱位,其他还会有白内障、视网膜剥离、高度近视、虹膜震颤等。

马方综合征如何防治?

马方综合征总体来说,没有特效疗法。眼部并发症可予以相应的药物或手术治疗。对于青春期前的女性患者,可服用雌激素及黄体酮让其提前进入青春期,可以预防因生长过快造成脊柱侧弯畸形以及严重的胸廓、脊柱畸形。一旦有主动脉病变时,可以服用一种叫普萘洛尔(心得安)的药物,使其心室排血和心室压力降低,减轻主动脉壁上承受的冲击。如此,能够防止动脉瘤的发生及延缓主动脉根部扩张的发展。伴有主动脉根部明显扩张、中度主动脉瓣闭锁不全的患者,可选择通过手术来治疗。

　　该病的手术治疗涉及多个学科,比如:眼科、心脏外科、胸外科、神经外科和骨科等,手术通常用于抢救,但不能根治本病。其中危害最大的是大血管与心脏方面的疾患,一般是瓣膜病变,手术方式包括了置换人工血管及心脏瓣膜。眼科的主要问题是晶状体半脱位或脱位,可选择手术解决;漏斗胸、鸡胸一般也需要外科矫治。

　　由于该病是一种遗传性疾病,所以预防的最好办法就是做好婚前检查、遗传咨询和产前检查。

五、何谓庞贝病

不幸的遭遇

年仅 31 岁的王女士从小就由于肌肉无力而饱受疾病的折磨,但坚强的她依然坚持从小学读到了大学毕业。可是到了 2015 年 3 月,王女士终于被病魔彻底击倒了,她被查出有十二指肠穿孔。该病治愈后好景不长,王女士又不小心罹患了感冒,开始出现咳嗽症状,但又咳不出来,导致二氧化碳潴留超标,下肢水肿。被送进医院时,医生要求将她直接转入重症监护室。刚开始王女士的母亲再三考虑没有同意,可此后王女士睡觉时就会感觉明显胸闷,无法呼吸。从那时起,在晚上睡觉时就需要插上呼吸机,至今已经有 5 年之久。

直到前不久,经过昆明、广州等多地医院的检查,王女士才最终被确诊为庞贝病。

什么是庞贝病?

庞贝,不只是一座消失的古城,更是一种罕见病的名称。庞贝病是一种溶酶体贮积症,又称 II 型糖原贮积症或者酸性 α 糖苷酶缺乏症,通常以常染色体隐性方式遗传。由于其位于第 17 号染色体上编码酸性 α 糖苷酶的基因发生突变,造成体内酸性 α 糖苷酶缺乏,使糖原不能正常代谢进而贮积在肌肉细胞的溶酶体中,致使严重的神经肌肉病变。人群患病率一般为 1/4 万~

1/30 万。

庞贝病有何表现?

依照临床症状出现的时间,可将该病分成婴儿型和晚发型。

婴儿型患者在出生后不久即出现该病,可以表现为严重肌张力低下、乏力、肝脏肿大、心脏扩大。通常发育在出生后几周或几个月内正常,但是随着疾病进展发育减慢。患儿逐渐出现吞咽困难、舌体突出增大,多数患儿因呼吸或心脏并发症在 2 岁前死亡。

晚发型庞贝病一般在婴儿期后(儿童、少年或成年起病)发病,可以表现为进行性肌无力,运动不能耐受,逐渐出现呼吸肌受累并致呼吸功能衰竭。而患者心脏很少受累及。

庞贝病怎样治疗?

庞贝病的治疗可分为对症治疗、物理疗法和酶替代治疗。对症治疗可用来改善心肺并发症,物理疗法可辅助改善部分患者的症状。酶替代疗法能够补充患者体内缺乏的酶,使糖原代谢保持正常,并改善病患的症状、阻止疾病的进展。

六、卟啉病是谁之过

现实中是否真的有吸血鬼?

很多人可能对电影里面的那些吸血鬼记忆犹新！传言他们昼伏夜出，以喝人血为生，畏惧阳光。那么，现实中是否真的有吸血鬼存在呢?

事实上，在现实生活中，吸血鬼的原型是那些卟啉病患者。由于他们在血红蛋白生成过程中发生变异或环境差异而形成的光敏色素，一旦与阳光接触就会变成烈性的毒素，并且患者由于贫血厉害，面部腐蚀也非常严重，其中一些会对血液有着强烈的渴望感。

或许这个病症对于我们很多人来讲比较陌生，该病患者无法正常的合成血红蛋白，因此他们无法在阳光下活动。原因就是在紫外线的照射下，这些患者体内就会形成一种嗜肉毒素，同时发出荧光。

以前的人们不懂其中的原理，所以就将其与吸血鬼联系在一起，故此创造了许多奇怪的故事，就连狼人传说也都是从这种病的并发症中衍生出来的。

何谓卟啉病?

前面已提到，卟啉病是血红蛋白生成途径当中，由于某种酶缺乏或者酶的活性减低，从而引起的一组卟啉代谢障碍性疾病。可以是先天性疾病，也可在后天出现。主要临床表现包括光敏感、精神神经症状及消化系统症状。

卟啉病发病率约为 1.5/100 万。

卟啉病有何表现?

卟啉病的种类较多,较常见有特征性的迟发性皮肤卟啉病以及红细胞生成性原卟啉病。

迟发性皮肤卟啉病是临床最常见的卟啉病,病因是尿卟啉原脱羧酶缺乏或活性降低使尿卟啉堆积导致的。本病多见于成年男性,多有肝病史或者饮酒史。皮疹夏重冬轻。临床症状为曝光部位的非炎症性水疱、大疱,可出现糜烂、结痂、溃疡,愈合后会遗留瘢痕、粟丘疹、色素沉着以及色素减退。皮肤的脆性会增加,轻微擦伤就可形成糜烂面,用指甲可刮去受累部位皮肤(即 Dean 征阳性)。

红细胞生成性原卟啉病是第二常见的卟啉病,为常染色体显性遗传,是因为亚铁螯合酶活性低下,原卟啉原Ⅳ水平升高而引起的。本病以儿童起病多见,夏重冬轻,可以有日晒后曝光部位的疼痛、烧灼感等表现,可出现水肿、红斑、风团,严重者会出现血疱、水疱、糜烂、结痂。反复发作的皮疹使患者面部呈饱经风霜样改变,手背、面部等曝光部位会见到线状萎缩性瘢痕。严重者可同时伴有肝病,皮疹终身反复发生。

卟啉病如何治疗?

1. 消除可能致病的诱因

包括忌酒和停用可能加剧病情的药物。防晒、避光,采用遮光剂。

2. 红细胞生成性原卟啉病的治疗

可口服 β 胡萝卜素从而降低光敏感。也可以应用 NB – UVB 照射提高对光的耐受。

3. 迟发型皮肤卟啉病的治疗

可以口服羟氯喹治疗,必要时也可以使用放血疗法。

七、Alport 综合征是什么病

不幸的家族

河南省安阳市内黄县有一个被肾病缠身的家族,连续 4 代人中有 12 个家族成员罹患肾病,其中 10 人因此亡故,年龄均不超过 40 岁,且具有恶化快、难治疗的特点。

第 12 个被病魔缠身的是这个家族 4 代人中的一位大学生,为了挽救这条年轻的生命,一直不愿意对外公布肾病病史的家族决定向外界求助。经过医生一系列诊断以及基因确诊,这个家族所得疾病确认为 Alport 综合征。

何谓 Alport 综合征?

Alport 综合征又叫眼-耳-肾综合征,是最为常见的遗传性肾炎中的一种。该病主要的遗传方式是 X 连锁显性遗传,致病基因位于 X 染色体长臂中段。因此,该病遗传与性别有关,父病传女不传子,母病传子也传女。多在 10 岁以前发病,血尿(变形红细胞血尿)为首发及突出表现,间断或持续性肉眼抑或镜下血尿,多在伴随上呼吸道感染、妊娠或劳累后加重。肾功能可呈慢性进行性损害,男性尤为突出,常于 20～30 岁时出现终末期肾衰。常伴高频性神经性耳聋。10%～20% 的病患有眼部病变,包括:斜视、近视、眼球震颤、角膜色素沉着、圆锥形角膜、球形晶状体、白内障及眼底病变。发病率为 1/5 000～1/10 000。

Alport 综合征有何表现?

(1) 肾脏表现以血尿最为常见,多为肾小球性血尿。

(2) 听力障碍: 听力障碍表现为感音神经性耳聋,发生在耳蜗部位。耳聋呈进行性,两侧不完全对称,最初为高频区听力下降,须借助听力计诊断,渐及全音域,甚至影响日常的交流对话。

(3) 眼部病变: 眼部病变包括前圆锥形晶状体、眼底黄斑周围点状和视网膜赤道部视网膜病变及斑点状视网膜病变。

(4) 血液系统异常: AMME 综合征是同时伴有血液系统异常的 Alport 综合征,主要表现为 Alport 综合征、精神发育迟缓、面中部发育不良以及椭圆形红细胞增多症。

(5) 弥漫性平滑肌瘤: 某些青少年型 Alport 综合征家系或患者伴有显著的平滑肌肥大,气管、食管与女性生殖道(如阴蒂、大阴唇及子宫等)为常见受累部位,并会出现相应症状,如呼吸困难、吞咽困难等。

(6) 其他有作者报道了某些病变,如甲状腺疾病、脑桥后神经炎、IgA 缺乏症、精神病、升主动脉动脉瘤、纤维肌结构不良、肛门直肠畸形、Ⅰ型神经纤维瘤病、先天性卵巢发育不全(Turner 样综合征)等。

Alport 综合征如何防治?

本病尚无特效治疗,避免感染、妊娠和劳累及损伤肾脏的药物。一旦出现肾功能不全,应限制蛋白与磷的摄入量,并积极控制高血压,防止后天因素加速病变进展。

对于 Alport 综合征发生终末期肾病的患者,最有效治疗措施便是肾移植。

虽然已经明确了 Alport 综合征的致病基因,这为基因的治疗奠定了一定基础,可实施相关基因治疗还需要进一步的努力。

八、雪白的白化病

现代版的白雪公主

章岳(化名)是一个北京市大兴区的孤儿,她的头发和皮肤雪白。因为外表奇特,又是个女孩,所以章岳被狠心的父母遗弃,变成了孤儿。现在,章岳被寄养在北京市大兴区礼贤镇农村的一个好心人家里。虽然在这个村子里已经有不少被寄养到各家的孤儿,但外表上与其他孩子的显著差异还是让章岳看起来非常特殊,别的孩子都因此不愿意和她一起玩。章岳罹患的疾病叫白化病,就让我们一起来了解一下。

何谓白化病?

白化病属于家族遗传性疾病,往往是由于基因改变而影响黑色素的产生。人体内有一类细胞叫黑色素细胞,可以产生头发、眼睛和皮肤的色素。黑色素细胞内有黑素小体,它含有酪氨酸酶,这种酶可以将酪氨酸转化成黑色素。白化病患者体内黑色素细胞的数目正常,细胞内也含有黑素小体,而白化病患者身上控制酪氨酸酶的基因出现遗传突变,不能使酪氨酸转变成黑色素,从而干扰了人体内色素的产生或者抑制色素分配给角化细胞,而角化细胞是负责合成皮肤外层也称表皮的主要细胞,从而导致眼、皮肤、黏膜等白化。眼皮肤白化病是白化病中最常见的类型,就现阶段已经知道眼皮肤白化病可以根据致病基因的不同分为四型(OCA1~OCA4),其中最主要的就是眼皮肤白化病 1 型(OCA1)以及眼皮肤白化病 2 型(OCA2)。眼皮肤白化病也就是说该疾病会影响到眼睛与皮肤。该病的发病率在 1/15 000左右。

白化病有哪些表现?

白化病患者会有细丝状淡黄色或白色的头发与雪白的皮肤。由于眼睛里是没有色素构成的,瞳孔多为红色,红色来自于进入瞳孔的光线。而虹膜部分(即环绕瞳孔的眼睛的有色部分)略带苍白蓝粉色,这是因为光线经过视网膜内血管反射形成的。白化病患者大都是盲人,常有畏光、流泪、散光以及眼球震颤等症状。大多数白化病患者智力和体力发育较差。

皮肤一旦缺乏色素,对紫外线照射敏感,易患皮肤癌。一些重症白化病患者可有出血倾向、神经损害、结肠炎、肺纤维化等症状,而另一些白化病患者则因免疫缺陷易受感染。

白化病如何防治?

白化病造成对视力的损害是其主要危害,还有极少部分白化病患者因并发肺纤维化或免疫缺陷,可能在其幼年或中年死亡,因此,这是一种需要早期干预的严重遗传病。局部白化病患者的病情虽然不是很严重,但病变若发生在面部或肢体远端,会严重影响外观,许多患者迫切要求治疗。白化病患者应尽量减少紫外辐射对眼睛及皮肤的损害,所以,该群体也被称为"月亮孩子"。一些助视镜或手术治疗可能改善部分视力,但很难完全恢复。除对症治疗外,白化病目前尚无特效治疗药物。

预防对于白化病的发生尤为重要,即通过遗传咨询禁止近亲结婚,同时进行产前基因诊断也可预防该病患儿出生。

九、苯丙酮尿症是何病

一个可怜的孩子

3年前,扬扬(化名)刚一出生,就经某市妇幼保健院新生儿疾病筛查,确认诊断为苯丙酮尿症,父母对他不离不弃,悉心照料,为了让孩子的饮食不那么单调,扬扬妈妈主动钻研起美食,调制各种不含蛋白质的饼干及蛋糕。"每次都要到朋友家烤饼干,怪不方便的。"在这一次庆祝"六一"的微心愿征集中,扬扬的妈妈写道:"我希望能有一台电烤箱。"

何谓苯丙酮尿症?

苯丙酮尿症是一种相对常见的氨基酸代谢病,这是因为苯丙氨酸代谢途径中的酶出现缺陷,使得苯丙氨酸不能够转化为酪氨酸,导致苯丙氨酸以及其酮酸蓄积,并从尿中大量排出。本病是遗传性氨基酸代谢缺陷疾病中较多见的,其遗传方式为常染色体隐性遗传。临床表现通常不一,其主要临床特征为智力低下、精神神经症状、湿疹、皮肤抓痕征及色素脱失与鼠气味、脑电图异常等。若能得到早期诊断及早期治疗,则上述临床表现可不发生,智力正常,脑电图异常也能得到恢复。该病发病率大约为1/16 500。

苯丙酮尿症有何表现?

1. 生长发育迟缓

除了躯体生长发育迟缓外,主要体现为智力发育迟缓。临床表现为智商低于同龄正常儿,一般出生后 4～9 个月即可出现症状。重型者智商低于 50(正常人的智商在 90～110 之间),且以语言发育障碍尤为明显,这些表现提示大脑发育障碍。

2. 皮肤毛发表现

皮肤易干燥,常出现湿疹与皮肤划痕症。因酪氨酸酶受抑,致黑色素合成减少,因而患儿毛发色淡呈棕色。

3. 神经精神表现

因为有脑萎缩而出现小脑畸形,抽搐反复发作,但会随年龄增长而减轻。肌张力增高,反射亢进。经常会有兴奋不安、多动及异常行为。

4. 其他

由于苯丙氨酸羟化酶的缺乏,苯丙氨酸代谢时从另一通路产生苯乳酸及苯乙酸增多,从汗液与尿中排出而有霉臭味(或鼠气味)。

苯丙酮尿症如何防治?

诊断一旦明确,需要尽早予以积极治疗,主要是通过饮食疗法(低苯丙氨酸饮食)。开始治疗的年龄愈小,治疗效果愈好。

预防方面,主要是避免近亲结婚。开展新生儿筛查,从而做到早期发现,早期治疗。对于有本病家族史的孕妇,必须采用 DNA 分析或检测羊水中蝶呤等方法,对其胎儿进行产前诊断。

十、何谓成骨不全症

坚强"瓷娃娃"成为轮椅上的学霸

家住荆州市江陵县郝穴镇的颜闸村的小严（化名），于 1999 年 7 月 30 日出生，从刚满百日起，他的右腿就不停骨折，常常是轻轻摔个跤骨头便断了。2002 年 10 月 22 日，3 岁的小严在武汉协和医院被确诊为中度脆骨症，也就是人们所说的"瓷娃娃"。他从出生到 13 岁时已经骨折 13 次。

因患脆骨症从小就骨折的小严，小学加初中 9 年里一共只上了 4 个月的课，2018 年高考却考取了 558 分的好成绩，后来成为长江大学计算机系的一名大学生，被誉为"轮椅上的学霸"。

成骨不全症是啥病？

成骨不全症，又称成骨不全、脆骨病、原发性骨脆症、瓷娃娃、先天性发育不全、骨膜发育不良。患儿容易发生骨折，即使轻微的碰撞，也可能造成严重的骨折，是一类非常罕见的遗传性骨疾病。该病具体病因尚不明确，多有家族遗传史，发病率约为 3/10 万，男女发病比例大致相同。

成骨不全症有啥表现？

该病轻症患者可没有症状，身高正常，通常寿命有限，仅易发轻度骨折。

重者残废,甚至死亡。一般会出现的症状为骨脆性增加,轻微损伤即可引起骨折,常表现为自发性骨折,或反复多发骨折。骨折大多为青枝型,移位较少,疼痛轻,愈合快,依赖骨膜下成骨完成,畸形愈合多见,肢体常弯曲或成角,通常过了青春期,骨折次数逐渐减少。可出现脊柱侧凸,骨盆扁平,或者有身材矮小的情况。

蓝巩膜、巩膜变薄,透明度增加。进行性耳聋源自听骨硬化、声音传导障碍或有人认为是听神经出颅底时被卡压所致。牙齿发育不良,灰黄,切齿变薄,切缘出现缺损,关节松弛,肌腱及韧带的胶原组织发育障碍可有畸形,关节不稳定。这是因为胶原组织有缺陷、肌肉薄弱以及皮肤瘢痕加宽。智力和生殖能力一般没有障碍。

成骨不全症如何防治?

无特殊的治疗方法。主要是预防骨折,要严格地保护患儿,一直到骨折趋势减少为止,但又要防止长期卧床的并发症。对骨折的治疗与正常人相同。由于骨折愈合较迅速,固定期可短。畸形严重者可通过采取措施矫正畸形,改善负重力线。

治疗药物包括二磷酸盐、降钙素、维生素 D_3、雌激素等,但疗效尚不肯定。而干细胞治疗,以及基因治疗方法还有待进一步研究、鉴定,短时间内尚不能应用于临床。

本病是一类先天遗传性疾病,应该预防骨折,对患儿采取保护措施,避免造成骨折的伤害,训练柔韧性、耐力和力量,鼓励各种形式相对安全的主动运动,从而在最大程度上增加骨量、增强肌肉力量,促进独立生活能力,甚至胜任一些力所能及的工作,一直到骨折趋于减少为止。同时,要注意防止长期卧床的并发症,护理患儿,佩戴支具以保护并预防肢体弯曲畸形。

若夫妻一方有该病家族史,即使没有疾病的症状,生育时也应该找专家咨询,应考虑到生出有成骨不全症后代的可能。

都是肥胖惹的祸

这是来自英国媒体的一则报道：19 岁少女 Georgia Davis 体重达到 800 斤，因严重肥胖导致全身内脏器官不适，动员了 30 余名各种紧急工作人员花了近 8 小时才把她抬出家门送去医院，整个场面惊心动魄。由于太胖 Georgia Davis 无法自己走出房门，救援人员迫不得已拆了她住的房屋的两堵墙，最后用脚手架和便桥把她弄出房子，抬上救护车。更为夸张的是，救援人员为了帮她从屋子里出来，甚至准备了起重机。言归正传，其实 Georgia Davis 的肥胖并不正常，而是一种病，叫库欣综合征。

何谓库欣综合征？

库欣综合征指的是多种原因导致的肾上腺皮质长期过多分泌糖皮质激素所引起的临床症候群。发病率为 1/10 万～9/10 万。临床上以下丘脑-垂体病变所致的库欣综合征常见，一般按病因分为四大类。

1. 医源性皮质醇症

某些疾病由于长期大量使用糖皮质激素治疗，会出现皮质醇症的临床表现，这在临床上很常见。此外，长期给予促肾上腺皮质激素治疗也会出现皮质醇症。

2. 垂体外病变引起的双侧肾上腺皮质增生

支气管肺癌(特别是燕麦细胞癌)、胸腺癌、鼻咽癌、甲状腺癌及起源于神经嵴组织的肿瘤有时可分泌一种类似促肾上腺皮质激素的物质,具有类似该激素的生物效应,进而导致双侧肾上腺皮质增生,所以称作异源性促肾上腺皮质激素综合征。

3. 垂体性双侧肾上腺皮质增生

垂体分泌促肾上腺皮质激素过多会引起双侧肾上腺皮质增生。病因如下。

(1) 垂体无明显肿瘤,但分泌促肾上腺皮质激素增多;通常考虑是因下丘脑分泌过量的促肾上腺皮质激素释放因子导致。

(2) 垂体肿瘤。多见于嗜碱细胞瘤,也发生于嫌色细胞瘤。

4. 肾上腺皮质肿瘤

多数为良性肾上腺皮质腺瘤,少数是恶性的腺癌。肿瘤的生长及分泌肾上腺皮质激素有其自主性,不受促肾上腺皮质激素的控制。

库欣综合征有何表现?

典型的库欣综合征的临床表现主要是由于皮质醇长期过多地分泌引起糖、脂肪、蛋白质、电解质代谢的严重紊乱并会干扰了多种其他激素的分泌。除此之外,促肾上腺皮质激素过多分泌及其他肾上腺皮质激素的过量分泌也会导致相应的临床表现。

1. 向心性肥胖

库欣综合征患者大多为轻到中度肥胖,极少引起重度肥胖。典型的向心性肥胖指脸部以及躯干部胖,但四肢包括臀部不肥胖。满月脸、悬垂腹、水牛背和锁骨上窝脂肪垫是库欣综合征的典型表现。一小部分病患特别是儿童则表现为均匀性肥胖。向心性肥胖的具体原因尚不清楚。通常认为,高皮质醇血症会让人食欲增加,容易导致肥胖。而皮质醇的作用是促进脂肪分解,所以在对皮质醇敏感的四肢,以脂肪分解为主,皮下脂肪减少,加之肌肉萎缩,使四肢明显细小。

2. 负氮平衡（当摄入的氨基酸少于消耗的氨基酸时）

库欣综合征患者蛋白质分解加速,合成减少,因而机体长期处于负氮平衡状态。长期负氮平衡可引起:肌肉萎缩无力;骨基质减少,钙质丢失而出现严重骨质疏松,表现为腰背痛,易发生病理性骨折,骨折的好发部位是胸腰椎和肋骨;因胶原蛋白减少而出现皮肤菲薄、宽大紫纹、皮肤毛细血管脆性增加而易出现瘀斑;伤口不易愈合。

3. 糖尿病和糖耐量减低（即糖代谢介于正常与糖尿病之间的中间状态）

库欣综合征约有一半患者有糖耐量减低,约 20% 发生糖尿病。高皮质醇血症使糖原分解作用加强,还可对抗胰岛素的作用,使细胞对葡萄糖的利用减少。于是血糖上升,糖耐量低减,以致糖尿病。假如患者有潜在的糖尿病倾向,那么糖尿病更易表现出来。

4. 高血压和低血钾

皮质醇本身有使体内的钠离子潴留同时排出钾离子的作用。库欣综合征时高水平的血皮质醇是高血压和低血钾的主要原因,加上有时脱氧皮质醇及皮质酮等弱盐皮质激素的分泌增加,使机体总钠量显著增加,血容量扩大,血压上升并有轻度下肢水肿。尿钾排量增加,会导致低血钾和高尿钾,同时因氢离子的排泄增加引起碱中毒。库欣综合征的高血压通常为轻至中度,低血钾碱中毒的程度也相对较轻。

5. 生长发育障碍

过量皮质醇会抑制生长激素的分泌及其作用,会使性腺发育延迟,从而对生长发育会有严重影响。少年儿童时期就发病的库欣综合征患者,生长会停滞,导致发育延迟。如果再发生脊椎压缩性骨折,身材会变得更矮小。

6. 精神症状

多数患者会有精神症状,但通常比较轻,表现为注意力不集中、欣快感、失眠、情绪不稳定。少数患者会出现类似精神分裂症或躁狂抑郁样的表现。

7. 性腺功能紊乱

高皮质醇血症不仅直接影响性腺,而且会使下丘脑-腺垂体的促性腺激素分泌受抑制,所以库欣综合征患者性腺功能均明显低下。男性表现为性功能低下、阳痿。女性表现多有月经紊乱及继发闭经,极少有正常排卵。

8. 易有感染

库欣综合征患者免疫功能受到抑制,容易诱发各种感染,如皮肤毛囊炎、泌尿系感染、牙周炎、甲癣及体癣等。原有的已经稳定的结核病灶有可能活动。

9. 高尿钙和肾结石

高皮质醇血症时小肠对钙的吸收受影响,可是骨钙会被动员,大量钙离子进入血液后从尿中排出。所以,血钙虽然在正常低限或低于正常,但是尿钙排量增加,容易出现泌尿系结石。库欣综合征患者泌尿系结石的发病率为 $15\% \sim 19\%$。

10. 眼部表现

库欣综合征患者常有结合膜水肿,还有的患者可能有轻度突眼。

库欣综合征如何治疗?

1. 手术疗法

包括垂体肿瘤摘除、双侧肾上腺摘除、肾上腺皮质肿瘤摘除等。

2. 非手术疗法

垂体放射治疗有 20% 患者可获持久疗效。但大多数患者疗效差且易复发,故一般不作首选。垂体放疗前必须确定肾上腺无肿瘤;药物治疗不良反应大,疗效不肯定。主要适用于无法切除的肾上腺皮质腺癌病例。包括二氯二苯二氯乙烷、氨鲁米特、甲吡酮、赛庚啶等。

十二、 眼睛里的定时炸弹

一个可能失明的小朋友

这是个真实的故事：小煜翔(化名)出生后不久就开始为眼睛看东西模糊而哭闹不停。后来 21 个月大的小煜翔被医院确诊为双眼视网膜母细胞瘤。这就意味着，孩子的病情一旦无法遏制，双眼都会失去视力……

视网膜母细胞瘤为何物？

视网膜母细胞瘤是一种罕见的眼部肿瘤，常见于 3 岁以下儿童，由胚胎期视网膜细胞产生病变而成。该肿瘤可单眼、双眼先后或同时罹患，具有家族遗传倾向。该病的发病率为 3/100 万～4/100 万。

视网膜母细胞瘤有何表现？

瞳孔处出现白点常为其首发症状，似猫眼一样，其次较多见的是突然出现斜视，偶尔会发生眼球红肿、发炎；至于视力的丧失，若只有累及单侧，一般难以察觉；有的若合并青光眼则会引起眼睛疼痛，若扩散到眼球外面，眼睛会渐突出红肿、出血，若转移开来到骨头内、脑部或其他部位，则会引起厌食、恶心、呕吐、体重减轻等症状。如果这时才治疗则为时已晚，因此，早发现、早治疗非常重要。

视网膜母细胞瘤如何治疗?

必须根据肿瘤大小、位置和范围及患者的整体情况而定,治疗计划通常要考虑该肿瘤是单侧还是双侧,视力残存程度,肿瘤是否还局限在眼球内,有没有扩散到视神经、脑部或血行转移而定。治疗方式如下。

(1) 外科手术:眼球摘除术,是最不得已的方法,目前在西方发达国家已较少采取摘除眼球的治疗方法。一般在保守疗法失败,肿瘤引起青光眼或已无残存视力时才被施行眼球摘除术。眼球摘除后,可进行装义眼手术。

(2) 放射治疗:其目的在于局部肿瘤的控制并保留视力,因此只要患者希望保留视力,并且肿瘤仍局限在眼球内,原则上还是应用放射治疗而不是做眼球摘除术。质子放疗可以有效保护眼球,这对于生长和发育中儿童来讲,是个不错的选择。

(3) 激光治疗:可用于后方的小于 3 mm 的肿瘤,但较大肿瘤则无效。

(4) 冷冻治疗:只适用于较前方的小于 3 mm 的肿瘤,或在放射治疗后复发的肿瘤。

(5) 化学治疗:效果较不佳且有效时间短暂,通常在转移的患者中才采取这种姑息性治疗。

十三、啥是线粒体病

魔鬼附身

15岁,如花一般的年纪,但医生诊断发现晓炎(化名)的小脑如同七旬老人一般,病魔不仅使她动作缓慢,出现厌食,而且发病时会全身抽搐。经过多次医院内检查最终确诊,晓炎罹患了一种罕见的线粒体脑肌病,于是她踏上了四处求医之路……

何谓线粒体病?

线粒体病是由于遗传缺损导致线粒体代谢酶缺陷,导致三磷酸腺苷(adenosine triphosphate,ATP)合成障碍、能量来源不足引起的一组异质性病变。线粒体脑肌病的不同类型则发病年龄不同。发病率约为1/8 000。

线粒体是和能量代谢密切相关的细胞器,不管是细胞的成活(氧化磷酸化)和细胞死亡(凋亡)均与线粒体的功能息息有关,特别是呼吸链的氧化磷酸化异常与许多人类疾病有关。根据线粒体病变部位不同可分以下2种。

(1)线粒体脑肌病:病变同时可侵犯骨骼肌及中枢神经系统。

(2)线粒体肌病:线粒体病变以侵犯骨骼肌为主。

线粒体病有何表现?

线粒体脑肌病包括以下几种。

(1) 慢性进行性眼外肌瘫痪(chronic progressive external ophthalmoplegia, CPEO)：多于儿童期起病，首发表现为眼睑下垂，缓慢进展成全部眼外肌瘫痪，眼球运动障碍，双侧眼外肌对称受累，复视则不常见；部分患者会有咽肌和四肢肌无力。

(2) Keams-Sayre综合征(KSS)：20岁前起病，进展很快，表现为三联征：CPEO与视网膜色素变性、心脏传导阻滞。其他神经系统异常包括小脑性共济失调、脑脊液(cerebrospinal fluid, CSF)蛋白增高、神经性耳聋和智能减退等。

(3) 肌阵挛性癫痫伴肌肉破碎红纤维综合征(myoclonus epilepsy associated with ragged-red fibers, MERRF)：多在儿童期发病，主要症状包括肌阵挛性癫痫、小脑性共济失调和四肢近端无力等，可伴多发性对称性脂肪瘤。

(4) 线粒体脑肌病伴高乳酸血症和卒中样发作综合征(mitochondrial encephalomyopathy lactic acidosis and stroke-like episodes, MELAS)：40岁前起病，儿童期发病较多。表现突发的卒中样发作，如偏瘫、偏盲或皮质盲、反复癫痫发作、偏头痛和呕吐等，病情逐渐加重。

线粒体肌病大多在20岁时起病，临床特征是骨骼肌极度不能够耐受疲劳，轻度活动即感疲乏，常伴肌肉酸痛及压痛，肌萎缩少见。易误诊为重症肌无力、多发性肌炎、进行性肌营养不良等。

线粒体病如何防治?

目前尚无特效药物。可给予ATP、辅酶Q_{10}与大量B族维生素等，丙酮酸羧化酶缺少的患者推荐高蛋白质、高碳水化合物及低脂肪饮食。部分病例对肾上腺皮质激素反应良好。

遗传病治疗起来十分困难，疗效不佳，预防则显得更为重要。预防措施有避免近亲结婚，推行遗传咨询、携带者基因检测及产前诊断和选择性人工流产等，以防患儿出生。

十四、可怕的甲基丙二酸血症

因病致贫

王先生,是一名年轻的父亲,来自于周口市太康县逊母口镇花陈村的普通农民。2005 年 5 月,他的女儿降生了。不幸却也随之来临,女儿患上了极为罕见的甲基丙二酸血症,如不及时治疗,大脑就可能会萎缩。为了治好女儿的病,王先生花掉了家中大部分的积蓄。

由于女儿病情较重,王先生有了第二个孩子。可是,2009 年 3 月双胞胎儿子出生后,却又被诊断患有缺氧缺血性脑病、先天性心脏病及尿道下裂等疾病。王先生赶紧把这对双胞胎送往郑州治疗。

为照顾孩子,他也没法继续工作了。王先生说:"光今年就花了十五六万了,亲戚、朋友都借遍了,还是不够用。"从女儿到儿子,4 年来,为 3 个孩子治病的病历都有 300 多张了,"我现在也不求什么,只要能治好孩子的病,怎么办都行"。因没钱继续为孩子支付住院及治疗费用,10 月 20 日,王先生为孩子办理了出院手续……

何谓甲基丙二酸血症?

甲基丙二酸血症又叫甲基丙二酸尿症,属于常染色体隐性遗传。因为甲基丙二酰辅酶 A 变位酶(维生素 B_{12} 无反应型)或辅酶腺苷钴铵缺乏(维生素 B_{12} 反应型),导致 L-甲基丙二酸不能转变为琥珀酸而在血中蓄积所致。甲基丙二酸血症致病机理包括两种变位酶蛋白缺陷产生的完全性变位酶缺陷(mut0)和部分缺陷(mut-);两种腺苷钴胺素(AdoCbl)合成缺陷,即线粒体钴胺素还原酶(cblA)缺乏和线粒体钴胺素腺苷转移酶(cblB)缺乏;以及3种由于胞质和溶酶体钴胺素代谢异常引起的腺苷钴胺素和甲基钴胺素(MeCbl)合成缺陷(cblC,cblD,cblF)。发病率为1/5万~1/10万。

甲基丙二酸血症有哪些表现?

甲基丙二酸血症虽然有多种生化缺陷,但临床表现大致类似。起病较早,一般于新生儿或早婴儿期发病。常见表现为生长发育不良、嗜睡、反复发作性呕吐、脱水、呼吸窘迫和肌张力低下,部分有肝大、智能落后和昏迷。通常缺陷为mut0者症状出现早,80%在生后第一周出现症状。血清钴胺素浓度多正常,有代谢性酸中毒,80%有酮血或酮尿症,70%有高氨血症。半数患者会有贫血、白细胞减少和血小板减少。部分病患有低血糖症。患者尿或血中有大量甲基丙二酸。轻症、晚发性或所谓良性病例甲基丙二酸水平较低。摄入丙酸和甲基丙二酸前体蛋白或氨基酸会增加甲基丙二酸积聚,甚或引发酮症或酸中毒。

遗传性甲基丙二酸血症伴同型胱氨酸尿症,缺陷分别为cblC、cblD、cblF。cblC缺陷者临床表现变异较大,但均以神经系统症状为主。早发病例一般在生后2个月出现症状,以生长发育不良、喂养困难或嗜睡为表现。迟发病例可在4~14岁出现症状,可出现谵妄、倦怠和强直痉挛,或痴呆、脊髓病等症状。大多数病例有血液系统异常,如巨幼红细胞与巨红细胞贫血、多形核白细胞核分叶过多和血小板减少等。血清钴胺素和叶酸浓度均正常。cblD缺陷者一般发病较晚,表现为智能落后、行为异常和神经肌肉病变,无血液系统异常。cblF缺陷者多在生后2周出现口腔炎、面部畸形和肌张力低下,部分有血细胞形态异常。部分病例有低甲硫氨酸血症和胱硫醚尿症,应用气相色谱-质谱联用仪进行血、尿有机酸分析可诊断本病。各种遗传缺陷的确定依靠培养细胞酶学分析。

甲基丙二酸血症治疗与预后

本病饮食治疗有效。应尽早开始控制蛋白质摄入量,限制甲基丙二酸前体氨基酸的摄入。左卡尼汀与抗生素治疗可能有效。补充大剂量维生素 B_{12} 对部分患者有效,即 B_{12} 依赖型甲基丙二酸血症,可首先给予维生素 B_{12} 治疗 1 周,若出现效果则可长期给予维持量治疗,根据临床以及生化反应调整。

轻症、晚发性病例预后尚好,本病常发生严重并发疾病从而影响该病预后。

十五、这个杀手有点冷

——酪氨酸血症Ⅰ型

不一样的佝偻病患者

2020 年的一天,麒麟(化名)的父母忽然发现孩子走路逐步不稳、容易摔倒且不喜欢走路,当地医院检查提示孩子罹患佝偻病,同时存在严重肝硬化伴有多发肝脏结节病灶,且甲胎蛋白异常增高提示可能存在肝脏癌变。

2 岁孩子竟然得了肝癌? 这个结果让孩子的父母一下子慌了神。他们带着孩子四处求医,最终确诊为酪氨酸血症Ⅰ型。这是一种非常罕见的遗传代谢病,主要表现为慢性肝功能不全、结节性肝硬化或肝细胞癌,可伴有严重生长发育迟滞、肾脏功能损害、佝偻病。对于这种疾病,肝移植是最有效的治疗方法。

2020 年 11 月初,麒麟一家慕名找到上海仁济医院儿童肝移植团队,负责儿童遗传代谢病的万医生了解孩子病情后,为他完善了一系列检查和评估,并确定了孩子需尽早接受肝移植治疗。经过详细的术前评估,最终决定由母亲作为供肝者为孩子实施亲体肝移植手术。11 月 12 日,麒麟在仁济医院顺利接受了手术,孩子妈妈捐献的 240 克肝脏经过 5 小时,被顺利植入患儿体内。在手术团队的精细操作下,术中出血仅 50 ml,手术全程未输血,孩子顺利返回监护病房接受进一步观察治疗。目前母子二人均恢复良好。

何谓酪氨酸血症Ⅰ型?

酪氨酸血症是一种罕见的常染色体隐性遗传代谢病,由于酪氨酸降解障碍导致脑、肝、肾、骨骼等多脏器损害,预后不良,致残及致死率很高。由于酪氨酸降解障碍导致脑、肝、肾、骨骼等多脏器损害,可分为急性型和慢性型。急性型患者可迅速进展为肝衰竭甚至死亡;而慢性型主要表现为生长发育迟滞、结节性肝硬化或并发肝细胞癌,同时还伴有肾脏损害、佝偻病等。发病率仅为1/10万。

酪氨酸血症Ⅰ型有何表现?

患者病情轻重不同,个体差异显著,未经治疗者多在10岁前死亡,早期发现和治疗者预后可得到巨大改善。根据缺陷酶的不同,酪氨酸血症分为三型。

1. 酪氨酸血症Ⅰ型

依据发病年龄分为急性型、亚急性型和慢性型。

(1) 急性型:患儿在出生后几天至几周内发病,主要临床表现是急性肝功能衰竭,黄疸,厌食,出血倾向,呕吐,皮肤苍白,生长缓慢,肝大,病情进展迅速,如果未接受治疗,多在1岁内死亡。

(2) 亚急性型和慢性型:一般在6个月至2岁发病,肝、肾及神经损害,一些患儿合并佝偻病、角弓反张等,患儿常因剧烈疼痛而哭闹不止。如未经治疗可发展为肝细胞癌。

2. 酪氨酸血症Ⅱ型

患儿以眼症状为主要特征,出生后数月出现流泪、畏光和结膜充血等症状,继而出现角膜溃疡和混浊、眼球震颤等,同时手掌和足底出现水疱、溃疡和过度角化,1岁以后智力及发育障碍。

3. 酪氨酸血症Ⅲ型

患儿一般无症状,也可以出现轻度的精神发育迟缓、痉挛和共济失调等症状。

酪氨酸血症Ⅰ型的治疗及预后?

主要针对酪氨酸血症Ⅰ型,通过饮食、药物或肝移植治疗控制疾病,降低血酪氨酸及其代谢产物水平,减轻酪氨酸及其代谢产物对机体的损伤。

1. 饮食疗法

低酪氨酸及苯丙氨酸的饮食。

2. 尼替西农

4-羟基苯丙酮酸双加氧酶的抑制剂,是治疗酪氨酸血症Ⅰ型的主要药物,起效快,多数患者血琥珀酰丙酮显著降低。

3. 肝移植

对于饮食及药物治疗效果不良的患者,应及早考虑肝移植,改善生存质量。

如未经治疗,患者多在10岁前死于肝衰竭、肝细胞癌等疾病。如出生后即接受治疗,预后可有巨大改观。早期肝移植的患者可长期生存,发育较好。

酪氨酸血症Ⅰ型如何预防?

患者的父母及同胞应进行基因分析,遗传咨询,父母再生育时通过胎儿基因分析可进行产前诊断。

新生儿筛查:通过足跟血氨基酸及酰基肉碱谱分析,可在无症状时期或疾病早期发现酪氨酸血症患者,早期干预,保护脏器。

041

十六、这种消化道疾病有点怪

——Alagille 综合征

黄黄的小孩

2014 年 9 月 26 日,只有 2 个月大、皮肤和眼睛都黄色的小俊(化名)住进了首都儿科研究所消化内科病房。通过检查发现,小俊的肝功能损害严重,胆红素明显升高,腹部影像学检查显示肝脏肿大,胆囊发育差。在小俊来到首都儿科研究所以前,已经多次在当地医院治疗,但仍未明确病因。消化内科钟主任请普通(新生儿)外科李主任为小俊做胆道探查手术,以了解胆道发育情况及进行肝脏活检,手术结果显示小俊的全部胆道发育不良,肝内胆管闭锁消失。

钟主任认为小俊可能患有一种罕见病——Alagille 综合征,一种许多人只听说过、但没有真正见过的疾病。为了尽快明确诊断,消化内科团队开始完善与此疾病相关的检查,小俊的眼睛有角膜后胚胎环——本病眼部的特征性改变,还伴有听力的损伤。小俊的父母还向医生透露了在生小俊之前,他们的第一个宝宝因为严重的胆汁淤积合并先天性心脏病,已经夭折了。结合家族史,医生给小俊及他的父母进行了基因检查,得到的结果是 Jaggedl 基因突变(+),最终明确诊断为 Alagille 综合征。

随后,医生给予小俊营养支持及保护肝功能的治疗,帮助他进行胆道冲洗引流,利于胆汁排出。今后小俊还需要定期到医院随访检查,监测各种指标,以帮助了解病情的转归情况。

Alagille 综合征是啥病?

Alagille 综合征是具有表型特征的慢性胆汁淤积的最常见原因,是一种累及多系统的显性遗传性疾病。该综合征在 1969 年由 Alagille 等首次报道。Alagille 综合征涉及的脏器包括肝脏、心脏、骨骼、眼睛和颜面等,国外报道该病的发病率约为 1/7 万。

Alagille 综合征有哪些表现?

男女均可发病,在出生后 3 个月内发生轻度黄疸,肝内胆汁淤积为本病的主要特征;严重瘙痒,前额突出,眼与鼻的距离大,下颌小而尖;肺动脉瓣可闻及收缩期杂音;脊椎前弓裂开,不融合,无脊柱侧突,有程度不等的智力发育迟缓;可有睾丸发育不良。

Alagille 综合征如何诊治?

Alagille 综合征是婴儿期慢性胆汁淤积性肝病的重要原因之一。该综合征早期诊断困难,极易误诊为胆道闭锁。

该病无特殊疗法,可给予消胆胺(考来烯胺)或中药,以治疗胆汁淤积,并补充脂溶性维生素。

十七、湿疹血小板减少伴免疫缺陷综合征

淌血的疾病

小禹(化名)2 岁时出现不定时的流鼻血,在当地医院多次治疗没有明显效果,血小板始终维持在 $20×10^9/L$ 以下。2014 年做了基因筛查,确诊为湿疹血小板减少伴免疫缺陷综合征。2016 年 4 月,小禹因感染高烧不退、鼻血不止,到首都儿科研究所血液内科就诊。在鼻血止住、情况稳定后,师主任告诉家长,要想根治此病,只能做骨髓移植。随后,医生为小禹和家长采集了血样,进行移植前的配型。配型结果显示,小禹的爸爸、妈妈各 5 个点,也就是"半相合"。

6 月 6 日,医生采集了小禹爸爸的造血干细胞和外周血,再回输给小禹,整个过程很顺利,嵌合度达到 99%,移植成功。因小禹在移植前输入血小板次数较多,出现了抗体,师主任果断决定做一次血浆置换,置换后小禹的血小板恢复到了正常值。7 月 19 日,小禹顺利出院。目前,小禹的身体正在恢复中,免疫制剂慢慢减量,血小板维持在 $200×10^9/L$ 左右。

湿疹血小板减少伴免疫缺陷综合征是咋回事?

湿疹血小板减少伴免疫缺陷综合征又名 Wiskott-Aldrich 综合征(WAS),是一种 X 连锁隐性遗传病,以免疫缺陷、湿疹和血小板减少三联征为典型临床表现,不典型者可主要表现为血小板减少,而无明显免疫缺陷表

现,此时需与特发性血小板减少性紫癜鉴别。血液系统表现常较突出,出生后即可发生出血倾向,包括紫癜、黑便、血尿等,血小板明显减少,血小板体积变小。新生儿 WAS 发病率为 1/100 万~10/100 万,多发生于男性。

湿疹血小板减少伴免疫缺陷综合征有何表现?

(1) 多见于男性。

(2) 出血倾向: 是 WAS 最重要的临床特征,患者在出生后即有出血倾向,可表现为瘀斑、紫癜、鼻出血、牙龈出血、血尿、血便、呕血、结膜下出血、颅内出血等。

(3) 湿疹: 是 WAS 的另一个特征性表现,常出现在生后数月。随年龄增长,湿疹可变得严重而难以控制。湿疹特征性分布于头面部、前臂和腘窝,但在病情进展时可遍布全身。有的湿疹伴出血或感染。

(4) 反复感染: 大多数患者会发生反复感染,尤其是肺炎、中耳炎、脑膜炎、上呼吸道感染和皮肤感染等。

(5) 其他: 常见肝脾大。有的患儿有关节炎、自身免疫性溶血性贫血、肾脏疾病等。较为年长患儿易发生恶性疾病,特别是淋巴网状系统恶性肿瘤。

(6) 不典型的患儿无反复感染及湿疹。

湿疹血小板减少伴免疫缺陷综合征如何治疗?

本病需根据严重程度、病程、WAS 基因突变和 WAS 蛋白(WASp)的表达情况而制订个体化综合治疗方案。

1. 一般治疗

支持治疗和抗生素的预防治疗是必需的,如使用复方磺胺甲噁唑预防肺孢子菌肺炎等。必要时可了静脉滴注丙种球蛋白、血小板输注和脾切除术。严重的湿疹可使用糖皮质激素治疗。

2. 造血干细胞移植

造血干细胞移植是目前根治 WAS 最有效的方法。WASp 无表达的

WAS患儿确诊后应尽早行造血干细胞移植。

3. 基因治疗

基因治疗由于避免了移植后的排斥反应,无须进行配型,有利于 WAS 及时治疗。但由于存在插入突变活化原癌基因风险,其治疗的安全性还有待进一步提高,目前还在试验阶段。

湿疹血小板减少伴免疫缺陷综合征预后及预防

该病总体预后不佳,若不进行造血干细胞移植,终将因感染、出血和恶性肿瘤等并发症而死亡。造血干细胞移植等治疗有助于改善预后。

根本预防方法是对于 WAS 的高危患者进行产前诊断,以避免缺陷儿出生。产前诊断的方法包括基于 DNA 测序的羊水细胞分析和脐带血 WASp 流式检测。

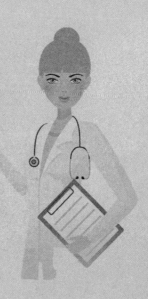

第二一

血液系统疾病篇

一个感人的故事

于 2012 年 11 月 2 日,在岱岳区马庄镇随着一对双胞胎姐妹出生,给他们这个家庭带来了欢乐的同时也给这个幸福的家庭笼罩上一层阴霾,因为,2014 年 2 月双胞胎之一的姐姐梓晴(化名)被确诊罹患有罕见的戈谢病。

据了解,小梓晴的外公患有肝癌,奶奶患有老年痴呆症,需要长期服用药物治疗,爷爷患有风湿,母亲体弱多病,父母在村里经营着一个小超市,勉强维持生计。在小梓晴查出患有戈谢病后,曾有医生规劝孩子的妈妈庄翠玉(化名)放弃这孩子,因为该病治疗花费巨大且难以治愈。可是面对可爱的梓晴,家人终究没有舍得放弃,他们辗转来到北京的医院,医生告诉他们,虽然这个病很难治愈,但仍有些许希望。按照最新的治疗方案,小梓晴前期治疗需要注射 6 个月的伊米苷酶,但是这种进口药物价格十分昂贵,1 支就要价两三万元,梓晴 1 个月就要用 2 支。治疗不到 2 个月就已花费了将近十五六万元,不仅掏空了家里所有积蓄,而且也让这个家庭几乎无钱可借。之后,小梓晴必须尽快行造血干细胞移植,否则就会有生命危险,但是 30 万元的治疗费用成了悬在这家人心头的一把利刃。

小梓晴的病情在经过媒体报道后,先后收到社会各界爱心人士的善款,终于凑够了造血干细胞移植的费用……

何谓戈谢病?

戈谢病(gaucher disease，GD)俗称高雪病，又称葡糖脑苷脂病，是一类染色体隐性遗传的家族性糖脂代谢疾病，在溶酶体沉积病中最为常见。由于葡糖脑苷脂酶的缺乏而导致葡糖脑苷脂在肝、脾、骨骼及中枢神经系统的单核-巨噬细胞内蓄积继而发病，出现相应的临床表现。戈谢病在世界各地均有发病。戈谢病发病率约为1/4万。

戈谢病有何表现?

依据戈谢病发病的急缓情况、内脏受累程度以及有无神经系统症状一般将该病分为3种类型：Ⅰ型(慢性型、非神经型、成人型)、Ⅱ型(急性型、神经型)和Ⅲ型(亚急性型、神经型)。

由于葡糖脑苷脂酶缺乏的程度有所不同，临床表现也会有很大的差异。主要表现为：①生长发育通常落后于同龄人，甚至倒退；②肝脾进行性肿大，特别以脾大更为明显，出现脾功能亢进、门脉高压；③皮肤表现为鱼鳞样的皮肤改变，暴露部位皮肤可以见到棕黄色斑；④骨和关节受累，可以出现病理性骨折；⑤肺部受累引起咳嗽、呼吸困难、肺动脉高压；⑥中枢神经系统受侵犯出现意识改变、惊厥发作、语言障碍、行走困难等；⑦眼部受累表现眼球运动失调、水平注视困难、斜视等。

戈谢病如何防治?

1. 脾切除

适用于年龄在4～5岁或5岁以上的巨脾、伴脾功能亢进的患者，能够改善临床症状。对于Ⅰ型和Ⅲ型部分患者建议脾切除术。

2. 酶替代治疗

Ceredase基因重组的β葡糖脑苷脂酶制剂，如前文提到的伊米苷酶，对于延长患者寿命、提高生存质量有着显著效果。绝大多数临床症状能够得到改善,脏器不再继续受累。主要用于戈谢病Ⅰ型治疗。对Ⅲ型患者并不是酶替代疗法的适应证。

3. 基因治疗

运用造血祖细胞,成肌细胞移植,将 GBA 基因导入患者的机体内,并通过其增生的特性在体内获得大量含有 GBA 基因的细胞,产生具有生物活性的 β 葡糖脑苷脂酶,可以起到持久治疗作用。

4. 对症治疗

包括输血、营养、支持等方式。对Ⅱ型戈谢病患者还需要解痉、止痛等。

051

戈谢病

戈谢病的发病率及遗传性[1-8]

戈谢病是一种常染色体隐性遗传疾病，因此，只有父母双方都携带缺陷基因时，孩子才会患病，男性和女性的患病概率相同

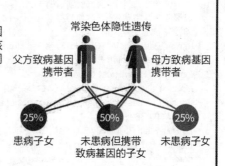

常染色体隐性遗传

父方致病基因携带者　母方致病基因携带者

全球戈谢病发病率为 **1/40000**[9]　**50%患者不能**初诊时确诊[10]

25%　50%　25%

患病子女　未患病但携带致病基因的子女　未患病子女

诊断

最常见的诊断方法是进行血液检测以评估葡萄糖苷脂酶含量及活性。[11]

一旦确诊，则可以对其全家进行筛查，找出携带致病基因的家庭成员。[11]

中国戈谢病诊断率仅为**9%**[12]

半数患者在初期问诊时无法被诊断，或被误诊为其他血液疾病[12]

中国戈谢病患者的误诊时间平均为**5**年，最长者达**20**余年[12]

戈谢病共分为三处种类型

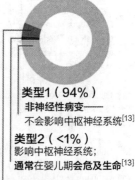

类型1（94%）
非神经性病变——
不会影响中枢神经系统[13]

类型2（<1%）
影响中枢神经系统；
通常在婴儿期会危及生命[13]

类型3（5%）
影响中枢神经系统；
进展缓慢[13]

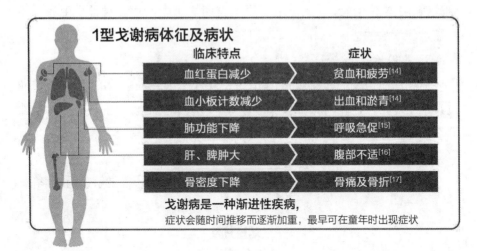

参考文献

[1] 中华医学会儿科学分会遗传代谢内分泌学组,中华医学会儿科学分会血液学组,中华医学会血液学分会红细胞疾病(贫血)学组.中国戈谢病诊治专家共识(2015)[J].中华儿科杂志,2015,53:256 – 261.

[2] Rite s, Baldellou A, Giraldo P, et al. Insulin-Like Growth Factors in Childhood-Onset Gaucher Disease[J]. Pediatr Res, 2002, 52:109 – 112.

[3] Zimran A. How I treat Gaucher disease[J]. Blood, 2011, 118:1463.

[4] Motta I, Filocamo M, Poggiali E, et al. A multicentre observational study for early diagnosis of Gaucher disease in patients with Splenomegaly and / or Thrombocytopenia[J]. Eur J Haematol, 2016, 96:352 – 359.

[5] Lo SM, Stein P, Mullally S, et al. Expanding spectrum of the association between Type 1 Gaucher disease and cancers:a series of patients with up to 3 sequential cancers of multiple types-correlation with genotype and phenotype[J]. Am J Hematol, 2010, 85:340 – 345.

[6] Somaraju UR, Tadepalli K. Hematopoietic stem cell transplantation for Gaucher disease[J]. Cochrane Database Syst Rev, 2017, 10:CD006974.

[7] Masi L, Brandi ML. Gaucher disease:The role of the specialist on metabolic bone diseases[J]. Clin Cases Miner Bone Metab, 2015, 12:165 – 169.

[8] Casirati G, Baldini M, Ulivieri FM, et al. Skeletal Involvement in type 1 Gaucher disease:Not just bone mineral density[J]. Blood Cells Mol Dis, 2018, 68:148 – 152.

[9] Marcucci G, Zimran A, Bembi B, et al. Gaucher disease and bone manifestations[J]. Calcif Tissue Int, 2014, 95:477.

[10] Guemes A, Kosmorsky GS, Moodie DS, et al. Corneal opacities in Gaucher disease[J]. Am J Ophthalmol, 1998, 126:833 – 835.

[11] Katuzna M, Trzeciak I, Ziemnicka K, et al. Endocrine and metabolic disorders in patients with Gaucher disease type 1:a review[J]. Orphanet J Rare Dis, 2019, 14:275.

[12] Stirnemann J, Belmatoug N, Camou F, et al. A Review of Gaucher Disease Pathophysiology, Clinical Presentation and Treatments[J]. Int J Mol Sci, 2017, 18:441.

[13] Hughes D, Mikosch P, Belmatoug N, et al. Gaucher Disease in bone:From pathophysiology to Practice[J]. J Bone Miner Res, 2019, 34:996 – 1013.

[14] Roshan Lal T, Sidransky E. The Spectrum of Neurological Manifestations Associated with Gaucher Disease[J]. Diseases, 2017, 5:10.

[15] Giraldo P, Perez-López J, Núñez R, et al. Patients with type 1 Gaucher disease in Spain:A cross-sectional evaluation of health status[J]. Blood Cells Mol Dis, 2016, 56:23 – 30.

［16］ Ucar SK，Coker M，Argin M，et al. A cross-sectional，mono-centric pilot study of insulin resistance in enzyme replacement therapy patients with Gaucher type I without overweight［J］. Mol Genet Metab，2009，96：50－51.

［17］ Mikosch P，Hughes D. An overview on bone manifestations in Gaucher disease［J］. Wien Med Wochenschr，2010，160：609－624.

二、淌血的血友病

一种血流不止的血液病

让我们把时钟拨回到 2014 年 4 月 17 日，各大媒体关注了重庆医科大学附属儿童医院里一个叫瑞瑞(化名)的 2 岁多的小朋友。他得了一种怪病，一点小伤都会血流不止，哪怕是在医院打针也会出血不止。他因此被称为"玻璃娃娃"，而他罹患的疾病叫血友病，该病只能靠注射价格不菲的凝血因子进行治疗。

何谓血友病?

正常情况下，人体内小血管受损后引起的出血，一般在几分钟之内就会自动停止，这和体内凝血因子参与的止血作用密不可分。而血友病为一组由于血液中某些凝血因子的缺乏而引起凝血功能障碍的出血性疾病。分为3 类：血友病 A(血友病甲)，即因子Ⅷ缺乏症；血友病 B(血友病乙)，即因子Ⅸ缺乏症；血友病 C(血友病丙)，即因子Ⅺ缺乏症。发病率为 1/10 万～9/10 万。

血友病有哪些表现?

出血是本病最重要的临床表现，血友病患者终身有自发的出血倾向，有一些是在轻微损伤或手术后出现长时间的血流不止的情况。重型血友病可在出生后立即发病,而轻者发病时间稍晚。

血友病如何防治?

1. 一般止血治疗

可以使用一般止血药物等。对于严重的出血导致的关节以及肌肉血肿,则宜用沙袋或者绷带加压包扎等局部压迫和冷敷止血。

2. 替代治疗

是治疗血友病的最有效方法,对于不同类型的血友病患者补充相应的凝血因子,可以起到良好的疗效。但这样的治疗需长期进行,且费用昂贵。

3. 外科手术治疗

有关节出血者需要进行替代治疗,同时予以固定及理疗等处理。对一些反复关节出血而导致关节强直及畸形的患者,允许在补充足量凝血因子的前提下,对其施行关节成型或人工关节置换术。

4. 其他治疗

譬如通过基因疗法,能让患者体内表达足够量的凝血因子,目前此类治疗正在研究中,动物试验中取得初步成功,但用于临床尚需时日。

血友病是种遗传性疾病,常见的遗传模式是隔代遗传,从父亲那里获得发病基因的女性为携带者不会发病,然后将致病基因遗传给下一代男性。如果男性血友病患者跟正常女性结婚,所生儿子均为正常人,而女儿则全部都是血友病基因携带者。一旦这些携带者女性与正常男性结婚,所生儿子中半数为血友病患者,而女儿半数为血友病基因携带者。对于有血友病家族史的家庭,婚前务必进行染色体检查、孕后予胎儿基因检查,这样可以最大程度上降低生出血友宝宝的概率。

056

血友病

血友病是一种遗传性出血性疾病，由于体内某种凝血因子的缺乏或不足，致使患者的出血时间比正常人更长。[1]

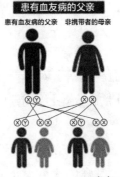

♠遗传图

患有血友病的父亲	携带血友病基因的母亲
患有血友病的父亲　非携带者的母亲	没有血友病的父亲　非携带者的母亲

■ 患者　■ 携带者

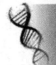

全球约有 **40万** 名血友病患者[2]

其中，仅有 **25%** 正在接受治疗[3]

中国约有 **13.6万** 名血友病患者[4]

诊断率不足 **10%**[5]

推荐使用基因重VIII因子进行预防治疗[6-7]

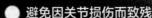

治疗目标[7]：

🔴 年关节出血次数或年出血次数 < 3

⚪ 避免因关节损伤而致残

实现"血有止境，自由人生"

参考文献

［1］Fischer K, Collins PW, Ozelo MC, et al. When and how to start prophylaxis In boys with severe hemophilia without inhibitors: communication from the SSC of the ISTH［J］. J Thromb Haemost, 2016,14(5): 1105 – 1109.

［2］Fischer K. Low-dose prophylaxis for severe haemophilia: a little goes a long way［J］. Haemophilia, 2016, 22(3): 331 – 333.

［3］Feldman BM, Rivard GE, Babyn P, et al. Tailored frequency-escalated primary prophylaxis for severe haemophilia A: results of the 16-year Canadian Hemophilia Prophylaxis Study longitudinal cohort［J］. Lancet Haematol, 2018, 5(6): e252 – e260.

［4］Fischer K, Steen Carlsson K, Petrini P, et al. Intermediate-dose versus high-dose prophylaxis for severe hemophilia: comparing outcome and costs since the 1970s［J］. Blood, 2013, 122(7):

1129 - 1136.

［5］Li C，Zhang X，Zhao Y，et al. Long-term efficacy and safety of prophylaxis with recombinant factor Ⅷ in Chinese pediatric patients with hemophilia A：a multi-center，retrospective，noninterventional，phase Ⅵ(ReCARE) study[J]. Curr Med Res Opin，2017，33(7)：1223 - 1230.

［6］Petrini P，Valentino LA，Gringeri A，et al. individualizing prophylaxis in hemophilia：a review[J]. Expert Rev Hematol，2015，8(2)：237 - 246.

［7］Mahlangu J，Oldenburg J，Paz-Priel I，et al. Emicizumab prophylaxis in patients who have hemonhilia A without inhibitors[J]. N Engl J Med，2018，379(9)：811 - 822.

三、蚕豆引发的血案

都是蚕豆惹的祸

这是 2016 年的一则新闻：2 岁 4 个月大的黄陂男孩小杰(化名)吃了豆奶以及妈妈炒的黄豆后突然拉出酱油尿，小脸蜡黄，呼吸困难，出现急性重度贫血，在武汉同济医院进行了血浆置换，但仍病情危重。经过医生的诊断，危及小杰生命的罪魁祸首是一种俗称蚕豆病的急性溶血性贫血。

何谓蚕豆病?

其实蚕豆病不一定是吃了蚕豆才会发生，该病是因患者(大多是儿童)红细胞中的一种葡萄糖-6-磷酸脱氢酶(简写为 G-6-PD)缺乏引起的溶血性贫血，所以此病的医学名称叫作红细胞葡萄糖-6-磷酸脱氢酶缺乏症。红细胞膜上与红细胞内的蛋白以及酶类只有有了抗氧化剂的保护才能维持红细胞膜的完整性和正常代谢功能，G-6-PD 则是促进这些抗氧化剂形成的一种辅酶。一旦红细胞遭到了氧化剂的侵袭，又因为 G-6-PD 缺乏导致抗氧化剂不能形成并及时保护红细胞时，红细胞便会被破坏，红细胞内的血红蛋白溶解到血液中，经过肾脏排泄，便会出现酱油色的血红蛋白尿。

蚕豆内含有异氨基巴比妥酸及蚕豆嘧啶等，这些都是氧化剂；有些药物譬如熊胆、樟脑丸等也含氧化成分；此外退热止痛的乙酰水杨酸(阿司匹

林）、非那西丁、磺胺类及抗疟疾药等也是氧化剂。正常人体由于有足够的
G-6-PD所产生的抗氧化剂，所以能够保护红细胞不致被破坏。而G-6-PD缺乏的人，他们的红细胞就比较容易受到损伤。因此，要是孩子被确诊为G-6-PD缺乏症，以后需要避免再吃蚕豆并禁用含氧化剂成分的药物。

G-6-PD缺乏症是一类遗传性疾病，它的缺陷基因在决定性别的X染色体上，因此也叫性连锁遗传病，基因检测是确诊该病的最主要方法。男孩更容易发生此病，这是因为男孩只有1条X染色体，而女孩有2条X染色体，如果1条X染色体有了缺陷，另1条X染色体还能够进行代偿。此外，这种缺陷的基因在南方人群中比北方人群中更为常见，其中以云南、广东、广西、四川等地最为高发。但近年来全国人口流动非常大，北方地区此病的发生率也逐年有所增高。

蚕豆病有何表现？

蚕豆病的临床表现轻重不一，轻者通常不易被发现，自身也没有任何不适；重者则在短时间内出现贫血、酱油色尿及黄疸，还可伴有发热、恶心、呕吐、畏寒、口渴、腰痛、腹痛等，必须马上到医院治疗。极度严重者有严重贫血、深浓酱油色尿、黄疸、神志不清、抽搐、甚至出现休克、急性肾衰等，如不及时进行抢救，后果不堪设想。

蚕豆病如何处理？

对于已经发生急性溶血的蚕豆病患者，应立即停止食用蚕豆及相关可能引起溶血的药物，对于由于感染引起者要积极治疗感染。轻型患者除采取以上措施以外，一般无须治疗，对症治疗或密切观察病情变化即可。病情严重的患者要立即送医院积极治疗。

四、Castleman 病的由来

几年前的新闻

几年前,湖南省第二人民医院收治了一个淋巴结异常肿大的病例——小张(化名),她在住院检查期间,腹部 CT 检查发现肝脏、胃及胰腺间占位性病变伴周围淋巴结肿大,通过手术切除病灶,结合免疫组化检测的结果,最终确诊为巨大淋巴结增生症(即 Castleman 病)。之后,经过二十余天的系统治疗,她的病情明显得到控制,已出院回家休息。

何谓 Castleman 病?

Castleman 病属于原因未明的反应性淋巴结病之一,临床上较罕见。其典型的病理特征为明显的淋巴滤泡、血管以及浆细胞呈不同程度的增生,临床上以浅表或深部淋巴结显著肿大为特点。部分病例可伴有全身症状或(和)多系统的损害,大部分病患通过手术切除肿大的淋巴结后,疗效非常好。

19 世纪 20 年代 Castleman 病首次被提及,1954 年 Castleman 等正式报道一种局限于纵隔的肿瘤样肿块,组织学显示淋巴滤泡及毛细血管明显增生的疾病称为血管滤泡性淋巴结增生。1969 年 Flendring 与 Schillings 共同提出 Castleman 病的另一形态学亚型,以浆细胞增生为特征,常伴全身症状。由于本病淋巴结肿大通常十分明显,有时直径达到 10 cm 以上,故又名巨大淋巴结增生。该病发病率无明确统计,女性多见,男女之比约为 1∶4。

Castleman 病有哪些表现?

临床上分为局灶型以及多中心型。

1. 局灶型

青年人多见,中位发病年龄一般为 20 岁左右。90％的病理类型为透明血管型。患者主要表现为单个淋巴结无痛性肿大,生长缓慢,形成的巨大肿块直径自数厘米至 20 cm 左右,可以发生在任何部位的淋巴组织,但以纵隔淋巴结最为多见,其次为颈、腋及腹部淋巴结,偶见于结外组织如喉、外阴、颅内皮下肌肉、肺、心包、眼眶等也有散在个案报道。多数无全身症状,肿块切除后仍能长期存活,即呈良性病程。10％病理类型为浆细胞型,腹腔淋巴结受累通常多见,多伴全身症状如长期低热或高热乏力、贫血、消瘦等,手术切除后症状可全部消退,且不易复发。

2. 多中心型

较局灶型少见,发病年龄中老年为主,中位年龄为 57 岁左右。患者常有多部位淋巴结肿大,易累及浅表淋巴结。多伴全身症状(如发热)及肝脾肿大,常有多系统受累的表现如肾病综合征、重症肌无力、淀粉样变、周围神经病变、干燥综合征、颞动脉炎、血栓性血小板减少性紫癜及口腔、角膜炎性反应,其中 20％～30％的患者在病程中可并发卡波西肉瘤或 B 细胞淋巴瘤。少数患者若同时表现多发性神经病变、内分泌病变、器官肿大(肝、脾)、血清单克隆免疫球蛋白和皮肤病变,则构成 POEMS 综合征(polyneuropathy, organmegaly endocrinopathy, M-proeern, skin changes syndrome, POEMS 综合征)的临床征象。此外,多中心型临床常呈侵袭性病程,易伴发感染。

Castleman 病治疗及预后

局灶型 Castleman 病均应手术切除,绝大多数患者治疗后可获得长期存活,复发者少。病理类型为浆细胞型的局灶性 Castleman 病,如伴发全身症状,在病变的淋巴结切除后也会迅速消失。

多中心型 Castleman 病,如病变仅侵及少数几个部位者,也可通过手术切除,术后加用化疗或者放疗。病变广泛的多中心型 Castleman 病只能选择化疗,或主要病变部位再加局部放疗,大多仅能获部分缓解。化疗方案一般选用治疗恶性淋巴瘤的联合化疗方案。自体造血干细胞移植也可作为一种治疗选择。最新的靶向治疗药物包括抗 CD20 的单克隆抗体、白介素 6(IL－6)受体拮抗剂等。

本病为局灶性病变,通常预后较好,而多中心性且伴单克隆高丙球蛋白血症时,预后较差,易发生恶变转化或转化为淋巴瘤等。

五、地中海贫血

——不一样的贫血

父爱如山

庄先生和他的妻子，原本是一对深圳普通的打工夫妇，一个给工厂老板开车而另一个则在服装店做售货员。他们为人知晓都是因女儿倩倩（化名）患有罕见的重型地中海贫血，为了倩倩他们家庭陷入了一场生育大战。地中海贫血目前治疗方法只有输血和造血干细胞移植这两种，夫妻俩工资微薄，而女儿的命要保住只有靠不断输血，一个月光输血费用就要几千块，对于每个月工资才三千多的庄先生来说，这无疑是个无底洞。

当时几乎身边所有认识的人都劝说庄先生夫妇把仅仅 6 月大的倩倩送人，但夫妻俩并没有就这样放弃这个孩子。听闻北京京都儿童医院的研究发现"家庭存脐血能给家庭成员用，同胞之间全相合概率为 1/4，半相合概率为 1/2。"夫妻俩了解到这个信息后，为了救女儿的命，便马上决定再生一个孩子。

遗憾的是，第一个儿子的脐带血和倩倩的不匹配，夫妻俩为了救女儿，马上又开始准备生第三个孩子来配型。一年后，倩倩的第二个弟弟又出生了，可还是与倩倩没有配型成功。"差不多是一年生一个孩子！"庄先生的妻子满是无奈道。

夫妻俩为了救女儿付出超出常人的心血与努力，这次幸运的是，在一系列前期检查后，倩倩第三个弟弟的脐带血与她配型全相合。造血干细胞移植手术也做得很成功。在进行移植手术前的一个星期，庄先生和女儿住进了移植仓,寸步都不敢离开。而移植手术只是第一步,出院后的护理更是不易。庄先生非常爱他的孩子,他说:"我舍不得我们的孩子啊!只要我能活一天,就不放弃她!我们不去跟别人比,不去羡慕别人,穷点、苦点也没关系,有孩子(在)就行!"

何谓地中海贫血?

地中海贫血是一组常染色体显性遗传疾病,可能为不完全显性的遗传方式。由于血红蛋白中一种或几种肽链数量减少,导致珠蛋白生成障碍而使红细胞容易破坏一种疾病。临床表现程度不等的慢性溶血过程,有溶血性贫血共有的贫血、黄疸及肝脾肿大等特征表现,伴有小细胞低色素性贫血。发病具有家族性。

组成珠蛋白的肽链共有 4 种,即 α、β、γ、δ 链,分别由其相应的基因来编码,这些基因如果缺失或点突变会导致各种肽链的合成障碍,引起血红蛋白的组成成分改变。通常,按照生成减少的肽链种类对地中海贫血进行分类,α 链合成减少的为 α 地中海贫血,β 链生成减少的为 β 地中海贫血,还有 δβ 型地中海贫血及 δ 型地中海贫血。临床上以 β 地中海贫血和 α 地中海贫血最多见。也可按照一个或两个基因缺损来分为轻型或重型地中海贫血。该病在我国以华南、西南地区多见。临床上尚缺乏统计学的数据。

地中海贫血有何表现?

各种类型的地中海贫血临床表现类似,都有程度不等的慢性溶血现象,可出现贫血、黄疸、肝脾肿大以及根据家族发病的特点可以协助诊断,而有关的实验室检查是确诊该病的主要依据。以下是几种常用的实验检测方法。

(1)血常规:呈小细胞低色素性贫血。血涂片中能够看到红细胞大小不等,中央淡染区扩大,还可以看到靶形红细胞、异形、点彩红细胞、碎裂红细胞、嗜多染红细胞及有核红细胞等异常红细胞。血小板及白细胞计数正常。网织红细胞增高。

（2）红细胞渗透脆性试验：各型的脆性均降低，只有 α 地中海贫血静止型正常。

（3）骨髓象：除了 α 地中海贫血静止型骨髓象正常以外，其他各型骨髓红细胞系均增生活跃。

（4）血红蛋白电泳：可以分离出各种血红蛋白，包括 HbH、HbA$_2$、HbBart's 等。HbH 病（α 地中海贫血中的一种）可以分离出 HbH。β 地中海贫血轻型可有 HbA$_2$ 增高。HbBart's 胎儿水肿综合征（又称重型 α 地中海贫血）血中 HbBart's 高达 80％以上。

地中海贫血如何防治？

目前，对于地中海贫血的治疗尚没有特效方法。轻型患者不需要特别治疗，一般仅观察即可。但感染和使用某些药物后可能会使贫血加剧，这些药物主要是磺胺类和抗疟药，应尽量避免使用。对于重型地中海贫血患者而言，输血和去铁治疗是重要治疗方法之一。当然前面提到的脐带血移植和骨髓移植也是可选方案。

俗话说得好，预防胜于治疗，防患于未然，将疾病扼杀在萌芽时期是最好的措施。那么怎么预防地中海贫血？

地中海贫血基因携带者或轻型地中海贫血患者一般不会有明显症状，但是如果夫妇双方都带有地中海贫血基因，即两人都是轻型地中海贫血，他们的子女就会有 50％的是轻型地中海贫血（基因携带者），25％是重型地中海贫血，另有 25％的才是正常者；如果只有一方是轻型地中海贫血或基因携带者，他们的子女有 25％是轻型地中海贫血（基因携带者），50％是正常小孩，不会有重型地中海贫血小孩。

有资料显示，在广东、广西、海南等南方省份，地中海贫血基因携带者通常高达 20％以上。因为目前没有了法定的婚前检查这道屏障，很多年轻人一拿到结婚证就完婚，如果结婚前夫妇双方多花几百元做个体检，就能明确是否有地中海贫血以及其他疾病，从而为婚后的生育计划以及优生优育打下基础。然而，很多年轻人可能没有这样做，导致的后果就是可能生下来的孩子罹患地中海贫血，这样的后果并不是几百元钱可以解决的，带来的将是一系列家庭连锁问题和无数医疗费用,一个幸福的家庭也可能由此蒙上阴影。

因此,在此劝告即将踏入婚姻的朋友们,为了确保您爱情的升华、婚后家庭的幸福和美满、生出一个健康的孩子,最好做婚前检查。

六、易被忽视的多发性骨髓瘤

一位几经周折的患者

家住烟台市牟平区的吴大妈,在一年前便开始觉得浑身乏力,并且经常恶心、呕吐,后来还出现皮肤瘙痒、右下肢和颈背部疼痛等症状。吴大妈开始以为是胃出了问题,先后去市内四家医院的消化内科以及呼吸内科检查,胃镜、B超、肿瘤标记物等均未发现异常,当时因血红蛋白仅为 64g/L(女性正常范围为 110~150 g/L),诊断为营养性贫血,但经补血药物治疗症状并无明显改善。后到血液科就诊,医生对患者进行骨髓穿刺,穿刺结果提示患者患有多发性骨髓瘤,肿瘤已将全身多处骨质侵蚀。由于病程过长,已经到了晚期。后经积极治疗,患者病情得到了很好的控制,临床症状稳定好转。

什么是多发性骨髓瘤?

多发性骨髓瘤是一种起源于骨髓中的浆细胞血液系统恶性肿瘤,而浆细胞是 B 细胞发育到最终功能阶段时的细胞。其病因与发病机制不清楚。可能与电离辐射、慢性刺激、病毒等癌基因高表达有关。也可能与一些细胞因子有关。发病率为 1/万~5/万。

多发性骨髓瘤有何表现?

多发性骨髓瘤除贫血、出血、感染等临床表现外,可有蛋白尿(甚至尿毒症)、骨痛(重者会有骨折)、高凝状态或静脉血栓等其他临床表现。

1. 骨痛

骨痛是本病的一个常见症状。疼痛的程度轻重不等,早期往往是暂时的、轻度的,随着病程进展可以逐渐变为持续而严重。如果疼痛剧烈或者骤然加剧,一般提示发生了病理性骨折。

2. 反复感染

本病患者易继发感染,细菌感染尤以肺炎球菌性肺炎最多见,其次是败血症与泌尿系感染。病毒感染中多为周身性水痘、带状疱疹。

3. 贫血

贫血是本病另一常见临床表现。

4. 高钙血症

血钙升高是由于肾小管对钙外分泌减少、单克隆免疫球蛋白与钙结合及骨质破坏使血钙逸向血中的结果。

5. 高黏滞综合征

血中单克隆免疫球蛋白(M蛋白)异常增多,一方面会包裹红细胞,降低红细胞表面负电荷之间的排斥力从而引起红细胞出现聚集,另一方面会使血黏度特别是血清黏度增加,血流运行不畅,导致微循环障碍,引起一系列的临床症状称为高黏滞综合征。常见临床表现有头晕、头痛、眼花、肾功能不全、视力障碍、肢体麻木,严重影响脑血流循环时可出现意识障碍、癫痫样发作,甚至发生昏迷。

6. 高尿酸血症

在多发性骨髓瘤中,血尿酸升高>327 μmol/L者常见。

7. 淀粉样变性

指的是免疫球蛋白的轻链跟多糖的复合物在组织器官中沉淀。受累的组织器官通常较广泛,包括舌、腮腺、心肌、胃肠道、周围神经、皮肤、肾上腺、肺、肝、脾、肾等均可被累及,可引起舌肥大、腮腺肿大、心肌肥厚、心脏扩大、皮肤肿块或苔藓病、腹泻或便秘、外周神经病、肝脾肿大、肾功能不全,等等。

8. 肾脏损害

肾脏病变是本病比较具特征性且又常见的临床表现。由于异常单克隆免疫球蛋白过量生成和重链与轻链的合成失去平衡会导致过多的轻链生成,相对分子质量仅有 23 000 的轻链能够通过肾小球滤过,被肾小管重吸收,过多的轻链重吸收则造成肾小管损害。除此之外,高尿酸血症、高黏滞综合征、高钙血症、淀粉样变性及肿瘤细胞浸润,均可造成肾脏损害。

9. 神经系统损害

高钙血症、高黏滞综合征、瘤细胞浸润、瘤块压迫、淀粉样变性以及病理性骨折造成的机械性压迫,均可成为引起神经系统病变和症状的原因。

10. 肝脾肿大及其他

淀粉样变性及瘤细胞浸润会致使肝脾肿大。肝大可见于半数以上的病患,脾大则约见于 20% 患者,主要为肝、脾轻度肿大。淋巴结通常不肿大。少数患者可有关节疼痛,甚至出现类风湿样结节、关节肿胀,膝骨关节发生淀粉样变性的表现。

多发性骨髓瘤如何防治?

无症状稳定期骨髓瘤通常无须治疗,只要定期随访即可;如果出现临床症状或者血或尿中 M 蛋白进行性升高,则必须治疗,治疗主要是化疗:主要是包括含有马法兰(美法仑)或环磷酰胺的传统化疗方案和新的靶向治疗药物如蛋白酶体抑制剂及传统化疗联合靶向治疗的方案。年龄小于 70 岁的患者,若条件允许尽量进行造血干细胞移植。

对于大部分治疗有效的骨髓瘤患者而言,M 蛋白等主要指标在一定时间内处于稳定状态,进入平台期后,可予以免疫治疗以及动态观察等。

七、 经济舱综合征是什么

飞机上的危机一刻

一名 38 岁男性从美国坐飞机回来后,一走路便就觉得气促,活动能力较从前大大减退。到医院 CT 检查后发现,他的肺里好几个血管已经被栓塞了。这还算走运的,不少长途旅客下飞机时突然一阵眩晕,一头栽倒就再也起不来了。这是怎么回事呢?

经济舱综合征惹的祸

在欧美地区,肺栓塞是继心脑血管疾病以及恶性肿瘤之后的第三号杀手。在国内,肺栓塞也常常杀人如拾草芥,即使侥幸不死也可能落下重残。肺栓塞的根源与经济舱综合征有关。在瘫痪、管形石膏固定、术后及久病卧床等情况下,由于通过肢体肌肉活动促进静脉回流的功能受到影响,导致血流淤滞,易发生静脉血栓。像上文提到的患者,长时间飞行后易发生静脉血栓的现象被称为经济舱综合征。凝血因子 V 基因 Leiden 突变、肥胖和口服避孕药的患者发生旅行相关血栓危险性更大。根据目前的统计,飞行 12 小时以上发病率大概在 5/1 000。

经济舱综合征常见表现

经济舱综合征的主要表现为血栓形成,导致的血栓类型以静脉血栓为主。在静脉血栓形成中又以深静脉血栓的危害较大。肺栓塞是深静脉血栓常见和严重的并发症,也是静脉血栓形成并导致死亡的主要原因。由于深静脉血栓常发生肺栓塞,肺栓塞常源于深静脉血栓,故目前将两者合称为静脉血栓栓塞症。

经济舱综合征如何防治?

肺栓塞及深静脉血栓患者,抗凝治疗十分重要,持续三个月以上,甚至终身都要抗凝。为了监测抗凝的效果有无过犹不及,患者要定期检查凝血酶原时间等指标。如果栓子较大,要进行溶栓,如果血栓太大溶不掉,就要做导管介入手术把血栓打碎吸走。如果发现下肢形成了深静脉血栓,要立刻制动,以免栓子松脱,并且尽快做介入手术放置腔静脉过滤器,即用一个网来阻挡可能流入心脏的栓子。被过滤器拦住的栓子可以在血流的冲刷下逐渐溶掉,即使血栓把过滤器完全堵住了,血液还可绕道侧支循环途径传输。

预防的话主要注意以下几点。

(1) 加强一般人群的健康教育和高危人群的预防观念至关重要。

(2) 对危险人群来说,改变生活方式很重要,如戒烟、适当运动、控制体重、保持心情舒畅,饮食方面应减少胆固醇的摄入,多吃新鲜蔬菜、水果,适量饮茶。

(3) 乘飞机、车船长途旅行时,要多饮水,一方面可稀释血液,另一方面还可借上厕所之机多活动下肢,有条件时还可做旅行休闲操。

(4) 下肢外伤或长期卧床时,要注意按摩下肢,防止血栓形成。

八、何为朗格汉斯组织细胞增多症

一例典型病例

家住广东省茂名市高州的梁女士，30岁，职业是一名高速公路的收费员。在2016年11月20日她的宝贝女儿小邓（化名）诞生，这给他们全家人都带来了快乐与幸福。但是没多久，厄运便降临到这个当时仅八个月的孩子身上。2017年7月11日家人发现孩子右侧的脖子长了一个包，在广东高州人民医院治疗了十余天并未完全消退，反而越长越大，全身满布红点，并伴有持续的发烧、便血。医院进行了骨髓穿刺等检查，但查不到原因，医生建议转院。

他们急忙把小邓转到广州儿童医院诊治，检查费用非常昂贵，很快就把亲戚朋友同学捐献的两万多元花得所剩无几。因为要一边等报告，还要筹钱因此他们就回家等，谁知道病情愈发发展迅速，瘤越长越大，孩子变得越来越虚弱。为什么可怜孩子要遭这样的折磨啊！

最终，经广州儿童医院最终确诊为罕见的郎格汉斯细胞增多症后，马上转到血液科准备进行全面化疗，可病情却很快急转直下，小孩一度生命垂危……

何为朗格汉斯组织细胞增多症？

朗格汉斯组织细胞增多症，曾叫组织细胞增多症，又称朗格汉斯组织细胞增多症,是一组病因未明的组织细胞增生性疾病,骨髓来源的朗格汉斯细胞增生是其共同的组织病理学特点,而其临床表现、治疗反应及预后存在明显的差异。本病发病率在 1/20 万～1/200 万,主要发病人群为婴儿与儿童,也可以见于成人甚至老人,其中又以男性患者居多。

朗格汉斯组织细胞增多症有哪些临床表现?

本症起病情况不尽相同且症状表现多样化,皮肤单骨或多骨损害伴或不伴有尿崩症者通常为局限性。肺、肝、脾及造血系统等脏器损害,或伴有骨皮肤病变者属广泛性。轻者表现为孤立的无痛性骨病变,重者表现为广泛的脏器浸润伴发热以及体重减轻。

朗格汉斯组织细胞增多症如何治疗?

重型病患应住院并予大剂量抗生素治疗,保持气道通畅、营养支持(包括高能营养)、血制品应用、皮肤护理、理疗,以及必要的医护关怀。严格的卫生措施可有效地减少耳道、皮肤与牙龈损害。施行清创术,甚至可切除严重受损的牙龈组织,以限制口腔病变。头皮脂溢性皮炎可每周两次使用含硒洗发液,若洗发液无效,可局部少量使用皮质类固醇药剂,以在短期内控制较小的病灶。对有尿崩症或其他垂体功能减退症状的患者,大多需激素治疗。

局部治疗,即外科手术与放疗。在做完完整评估后,单个骨受侵犯的患者和在某些情况下多部位受损的患者可使用局部疗法。若患者的病损相对浅表,在比较容易接近的非危险部位可施行手术刮除。但要避免过大的矫形和整形手术,以及功能的损伤。局部放疗适用于骨骼畸形、病理性骨折、眼球突出所致的视力丧失、脊柱压缩和脊髓损伤,或有严重疼痛以及全身淋巴结肿大的患者。

九、镰刀型细胞贫血症是怎么回事

一种特殊的贫血

1910 年,一名男青年到医院就诊,他的主要表现是发热与肌肉酸痛,经过一系列检查发现,他所罹患的是当时人们尚未认识的一种特殊的贫血症,其红细胞不是正常的圆盘状,而是呈弯曲的镰刀状。后来,人们就把这种疾病称作镰刀型细胞贫血症。

何谓镰刀型细胞贫血症?

镰状细胞贫血症是世界上发现的第一个分子病,因此也开创了疾病分子生物学先河。正常成人的血红蛋白是由两条 α 链和两条 β 链相互结合形成的四聚体,α 链与 β 链分别由 141 及 146 个氨基酸顺序连接组成。镰状细胞贫血患者由于 β 链第 6 位氨基酸谷氨酸被缬氨酸所替代,形成异常 HbS,取代了正常的血红蛋白(hemoglobin, Hb),在脱氧状态时 HbS 分子间产生相互作用,聚集成溶解度很低的螺旋形多聚体,使红细胞扭曲成镰状细胞(镰变)。镰变的红细胞比较僵硬,变形性变差,可受血管的机制破坏以及单核巨噬系统吞噬而发生溶血。镰变的红细胞还可让血液黏滞性增加,血流速度变缓,加之变形能力差,易堵塞毛细血管引起局部缺氧及炎症反应导致相应部位产生疼痛危象,多发生于肌肉、四肢关节、骨骼、胸腹部,尤以关节与胸腹部为常见。镰状细胞贫血病的发生率为 8/10 万。

镰刀形细胞贫血症有何表现?

患者在出生后开始半年内血红蛋白主要是 HbF,所以表现通常不显著。半年后 HbF 渐渐由 HbS 替代,症状与体征逐渐呈现。

一方面出现慢性溶血性贫血,除了贫血相关症状,由于胆红素升高可引起皮肤、巩膜轻度黄染、色素性胆石症,当感染、寒冷、脱水时症状可加重。婴幼儿会出现脾大,伴随年龄增长,脾脏可由于脾梗死、纤维化而缩小,因脾内红细胞镰变引起脾功能障碍以及脾脏不能从血流中过滤微生物,患者很容易因荚膜微生物(特别是流感嗜血杆菌和肺炎链球菌)及病毒(如 H1N1和细小病毒)而发生感染,而功能障碍性 IgG 和 IgM 抗体反应、补体结合旁路途径的缺陷及调理吞噬功能障碍也可能在侵袭性感染的易感性方面起一定作用。若早年发病,患者多有生长及发育不良,一般全身情况差,易导致感染。如果大量血液滞留在肝、脾,将会出现肝脾进行性肿大而出现低血容量性休克,又叫作滞留型危象或隐退综合征。

另一方面因为毛细血管微血栓而致使反复发作的血管阻塞性疼痛。因微小血管闭塞引起局部组织缺氧及炎症反应,在婴幼儿而出现指(趾)手(足)关节肿胀、充血、疼痛时称手足综合征,50% 的 2 岁内患儿有手足综合征,儿童及成人多表现为四肢肌痛、腰背疼痛和大关节疼痛,严重者可出现剧烈腹痛(常见原因为脾梗死)、头痛,甚至肢体瘫痪、昏迷。伴随着时间的推移,血管阻塞几乎可发生在每个器官系统,能出现周期性疼痛,患者瘦弱、易感染、易疲劳、营养不良,各种原因引起的内脏缺氧使更多的红细胞镰变导致慢性器官损害,也可引起多发性心、肝、肺、肾、脑栓塞等严重并发症,从而导致与该疾病相关的特征性急慢性多系统衰竭。引起多器官功能障碍的进行性血管阻塞,也可在没有任何明显临床表现的情况下发生。由于骨髓造血组织过度代偿性增加使骨皮质变薄、骨质疏松、脊柱变形、股骨头无菌坏死,若有骨梗死则可导致局部骨质硬化,如感染微小病毒,则可能引起骨髓增生低下、网织红显著减少、贫血突然加重。眼部症状可出现眼底视网膜血管栓塞引起眼底出血、视网膜脱离。另外,还可影响神经系统的发育而出现智力低下。

镰刀形细胞贫血症如何治疗?

目前治疗尚缺乏有效的办法。对症治疗可减轻患者症状与痛苦。治疗原则通常包含良好的患者教育、营养支持、感染预防和处理、疼痛管理,减少器官损伤及并发症。治疗目的在于预防缺氧、感染、脱水,初始预防措施还包括新生儿期开始的青霉素预防性使用,恰当的免疫接种以及对特殊情况(手术前准备、急性脑卒中、症状性贫血、多器官功能衰竭等)病患的输血治疗。

镰状细胞贫血是一种非常严重的疾病,预后很差,只有约 14% 的患者可以生存至成年,如无良好的医疗条件,患者多于 30 岁前死亡。感染、心力衰竭、肾衰竭、猝死、肺部及中枢神经系统并发症、梗死危象引起的休克为常见的死因。妊娠容易加速临床的恶化,且易发生流产和死胎。

十、噬血细胞综合征是何病

夏日里的暖流

2017 年 6 月底,鄞州金湾华庭幼儿园的一位生活老师吕老师被确诊为噬血细胞综合征,病情危重,而高昂的医疗费用让一家人陷入了困境。

很快,她的不幸遭遇便在朋友圈传播开来,从幼儿园其他的老师到家长与小朋友纷纷捐款,以及许多素不相识的市民伸出了援手。短短一天的时间,募得爱心款达 15 万余元……

何谓噬血细胞综合征?

噬血细胞综合征(hemophagocytic lymphohistiocytosis, HLH)是一种单核巨噬系统反应性增生的组织细胞病,主要是因为细胞毒杀伤细胞及 NK 细胞功能缺陷导致抗原清除障碍,单核巨噬系统接受持续抗原刺激而过度活化增殖,产生大量炎症细胞因子而导致的一组临床综合征。主要分为原发性(遗传性)及继发性。前者一般为常染色体隐性遗传或 X 连锁遗传,存在比较明确的基因缺陷或家族史。后者可由于感染(主要为 EB 病毒感染)、自身免疫性疾病、恶性肿瘤、获得性免疫缺陷(如移植)、药物等多种因素引起。该病发生率在 1/10 万左右。

噬血细胞综合征有何表现?

1. 家族性噬血细胞综合征

发病年龄通常较早,大部分发生于 1 岁以内,但亦有年老发病者。临床表现多种多样,早期多为发热和肝脾肿大,亦可有皮疹、神经症状及淋巴结肿大。发热多为持续性,亦能自行热退。肝脾肿大明显。皮疹无明显特征性,多为一过性。约半数的患者可有淋巴结肿大,明显肿大者应和淋巴瘤鉴别。中枢神经系统受累多发生在晚期,可有前囟饱满、兴奋性增高、肌张力改变及抽搐,亦可有局部神经系统体征。肺部可以是淋巴细胞或巨噬细胞浸润,与感染鉴别起来相对较困难。常见的死因为出血、多脏器功能衰竭、感染、弥散性血管内凝血等。

2. 继发性噬血细胞综合征

(1) 感染相关性噬血细胞综合征:严重感染可发生强烈的免疫反应,多出现于免疫缺陷患者。常由病毒引起,但细菌、立克次体、真菌及原虫感染亦可导致发病。其临床表现为噬血细胞综合征的表现外还存在感染的证据。

(2) 巨噬细胞活化综合征:是儿童慢性风湿性疾病的严重并发症之一,多见于系统性青少年型类风湿性关节炎患者。在慢性风湿性疾病的基础上,患者出现发热、全血细胞减少、肝脾肿大、肝功能异常及中枢神经系统病变等噬血细胞综合征的表现。

(3) 肿瘤相关性噬血细胞综合征:急性白血病、精原细胞瘤、淋巴瘤等可在治疗前、中、后并发或继发噬血细胞综合征。由于原发病可能较为隐匿,特别是淋巴瘤患者,故极易将其误诊为感染相关性噬血细胞综合征。

噬血细胞综合征如何治疗?

家族性噬血细胞综合征往往预后差,疾病进展迅速,一般推荐尽早行骨髓移植术。继发性噬血细胞综合征的治疗比较复杂。主要针对原发疾病治疗,例如,血液或淋巴系统肿瘤需行化疗,感染相关噬血细胞综合征需抗感染治疗。在原发病治疗的同时应使用噬血细胞综合征治疗方案来控制病情的发展。目前国际上通常采用 HLH - 2004 方案治疗继发性噬血细胞综合征。该方案以地塞米松、环孢霉素及依托泊苷为基础,分为前 8 周的初始治疗期以及维持治疗期,另外加以鞘内注射。急性期可使用丙种球蛋白有助于缓解病情。若治疗困难、失败或者疾病复发,可以考虑行骨髓移植术。

十一、先天性纯红细胞再生障碍性贫血是哪类贫血

一名特殊的舞者

在 2015 年由美国奥兰多举办的国际尊巴(Zumba)大赛上,一位名叫奥黛丽·尼瑟里(Audrey Nethery)的 6 岁美国小女孩把这种罕见的遗传性血液病先天性纯红细胞再生障碍性贫血带进了人们的视线。

在其活力四射的表演背后,其实奥黛丽是一个从出生两个月就开始与先天性纯红细胞再生障碍性贫血抗争的患儿,因为长期使用糖皮质激素的治疗及难以纠正的贫血使得 6 岁半的她身高远低于同龄儿童。

与此同时,激素治疗也并不能够长期维持足够的红细胞水平,不到 7 岁的她已经历经了 20 余次的成分输血支持治疗。

然而,先天性纯红细胞再生障碍性贫血并未使这个小女孩的热情和活泼减退,从小就钟情于音乐的她在父母的鼓励下学习舞蹈,最终被一家尊巴(Zumba)俱乐部的舞蹈老师选中,加入了舞蹈队的训练及表演。

奥黛丽活泼开朗的性格使许多人为她的表演和不被疾病打倒的精神动容,奥黛丽的父母通过"脸书"(Facebook)与"油管"(Youtube)等平台上传了女儿训练及表演的视频,希望通过奥黛丽让更多人了解并关注这些罕见病的患儿。

何谓先天性纯红细胞再生障碍性贫血?

先天性纯红细胞再生障碍性贫血即 Diamond-Blackfan 贫血(Diamond-Blackfan anemia, DBA),因为 Diamond 和 Blackfan 于 1938 年第一次报道 4 例此类疾病而命名。DBA 患者伴有一系列的核糖体蛋白异常,核糖体蛋白 S_{19}(RPS19)是首先被发现、研究最深入的核糖体蛋白。DBA 多于生后 1 年内发病,一般只有红系发育不良,骨髓中的幼红细胞一直停滞在定向造血干细胞与早幼红细胞阶段,而粒系和巨核系发育通常正常。部分 DBA 患者伴有身材矮小或者伴有别的先天性畸形。先天性纯红细胞再生障碍性贫血发病率约为 7/100 万。

先天性纯红细胞再生障碍性贫血有何表现?

该病起病相对缓慢,明显的贫血大多于出生后 2~3 个月出现,大部分患者于生后 1 年内出现症状。约有 1/3 的患者合并有先天性发育畸形,如拇指三指节畸形、尿道畸形、先天性心脏病、斜视或表现为特纳综合征(Turner 综合征,即先天性卵巢发育不全)的外貌但染色体核型正常或为 XX/XO 嵌合体。

实验室检查能够发现血常规通常表现为严重的大细胞正色素性贫血,网织红细胞的比例<2%,白细胞及血小板计数可正常或者轻度增高。血红蛋白值一般高于同年龄正常值。促红细胞生成素水平增高。骨髓象:红系比例<5%,伴成熟停滞现象,粒系与巨核系发育正常,淋巴细胞比例可增高。干细胞培养示红系祖细胞培养缺乏。部分患者伴染色体核型异常。

先天性纯红细胞再生障碍性贫血如何防治?

1. 肾上腺皮质激素

主要药物是泼尼松(强的松),约 70% 患者初次治疗期间就有反应;治疗开始越早、疗效越明显。20%DBA 患者接受激素治疗后可获得长期缓解。

082

2. 输血

对泼尼松不敏感者通常依赖定期红细胞输注,使血红蛋白数值维持在80 g/L 左右。

3. 免疫抑制剂

环磷酰胺、6-巯基嘌呤、环孢霉素 A、长春新碱等。

4. 造血干细胞移植

对于肾上腺皮质激素反应不敏感需输血维持且出现并发症者可予以造血干细胞移植。据统计同种异基因造血干细胞移植后三年存活率大致为85%,但移植前需进行相关筛查以除外 RPS19 突变供体。

5. 基因治疗

这是另一类可行的治疗方法,即利用病毒载体将 RPS19 转入 RPS19 缺陷的 DBA 患者中行基因治疗。

6. 泌乳素

泌乳素受体在结构及功能上与促红细胞生成素受体比较相似,泌乳素可以增加体外培养红细胞生成,其机制可能是增加促红细胞生成素受体表达。

7. 其他

包括雄激素、抗淋巴细胞球蛋白、抗胸腺细胞球蛋白、亮氨酸、丙戊酸及白介素 3 等均有成功治疗 DBA 的相关报道。

十二、范可尼贫血

——非一般的贫血症

一个可怜的小女孩

2018年5月13日对于才6岁的女孩小严(化名)一家而言,是个痛苦的日子,因为她不幸罹患了全国十几亿人中只有一百个人才可能得的极其罕见的范可尼贫血病,而可怕的症状便是莫名其妙地全身出血。小姑娘是安徽省六安市裕安区徐集镇菊花村人,其父母全部是农民,虽然家境并不殷实,但一家人每天看到小严快乐开心地成长,也是一件非常幸福的事情。然而,这突如其来的变故使得这看似平常简单的要求对于小严的爸妈,还有爷爷奶奶来说都是奢望。

该病一旦得不到有效的治疗,随时都有可能危及生命,纵然短期内能够通过输血达到止血目的,但小严每一次的莫名其妙出血,都会使全家人高度紧张。此外,每一次住院治疗的费用,也让这个家庭犯愁。好在当地政府了解到她家的特殊困难后给予了一定的生活照顾,但这些补助对小严的范可尼贫血病的根本治愈还是杯水车薪。

何谓范可尼贫血?

范可尼贫血是一种与DNA损伤后修复机制障碍相关的X染色体或者常染色体隐性遗传病,比较罕见,发病率为1/2万~1/16万,恶性肿瘤转化风险非常高,约90%的患者最终导致骨髓衰竭,若不治疗预后很差。

范可尼贫血有何表现？

临床表现为多发性畸形，譬如头小畸形、斜视、小眼球；大部分患儿有骨骼畸形，以拇指及桡骨缺如或畸形最常见。部分患者会有智力低下。半数以上的男孩生殖器发育不全。家族中也会有类似病例。

血象变化平均一般在 6～8 岁时发生，男多于女，常由于出血而被发现。贫血多为主要表现，红细胞多为大细胞正色素性，常伴有有核细胞及血小板减少。因为病情进展缓慢，起病时多无骨髓衰竭的表现，甚至可见红系增生以及巨幼变；此后骨髓提示脂肪增多，增生明显低下。仅见分散的生血岛。

染色体检查，数目大多无明显变化，但可以见到较多的染色体断裂、部分相互易位等一系列畸形。如果做骨髓培养，可以发现红系与粒系祖细胞增生低下。

范可尼贫血如何治疗？

对症治疗主要包括输血支持、防治感染。目前，造血干细胞移植是治疗该病的唯一有效方案。

十三、新生儿溶血病是怎么回事

一则惊心动魄的新闻

这是近日的一则新闻：淮安一名叫小严(化名)的新生儿,在出生后不久便出现了黄疸。经过淮安市妇幼保健院新生儿科诊断确认为：新生儿溶血病。当时患儿病情危重,前后经历了两次换血治疗。为保证血液从体内排出和注入的速度均匀,负责护士需要保持一个固定姿势3个多小时,非常辛苦。经救治,孩子生命体征恢复平稳。

何谓新生儿溶血病?

新生儿溶血跟胎儿的血型与母亲的血型不相同有关。胎儿的血型是由父母双方共同来决定的,如果胎儿红细胞上从父亲遗传来的血型抗原正好是母亲红细胞上不具备的,一旦胎儿的红细胞进入母亲的体内,会促使母亲产生抗胎儿红细胞的血型抗体。那样的话,这种血型抗体可以通过胎盘进入胎儿体内,促发胎儿红细胞抗原与此种抗体的免疫反应,导致红细胞破坏发生溶血。这类由于母子血型不合引起的免疫性溶血性疾病被称为新生儿溶血病。母子血型不合在 ABO 血型系统以及 Rh 血型系统都可能出现。

ABO 血型不合新生儿溶血病的母亲通常为 O 型,而胎儿以 A 型或 B 型为主。该病的发生与胎次无关,也就是说第一胎就可能起病。有研究发现,ABO 血型不合妊娠率约 27.7%,新生儿 ABO 血型不合溶血病发病率大概为 11.9%。那么,问题来了,为何同为血型不合,有的发生溶血,但是有的却不发生溶血?到目前为止,对这个问题还没有一个确切回答,可能是,母亲妊娠以后,胎儿的红细胞没有进入母亲体内或母亲体内的量非常少不足以刺激母体产生抗体,那样就不会发病;反之,则会发病。当然还存在其他原因。

Rh 血型不合导致的新生儿溶血病的母亲通常为 Rh 阴性,而胎儿为 Rh 阳性,往往发生在第二胎,如果母亲之前有输血史,溶血也可以出现在第一胎。相对于 ABO 溶血病,Rh 溶血病要严重得多。而且首次发病以后各胎都会发病,病情逐步加重。

新生儿溶血病有何表现?

一般情况下,新生儿溶血病表现为出生后 24 小时内就出现黄疸,并且迅速加重。小儿全身出现皮肤变黄,巩膜变黄,Rh 溶血病的黄疸则会提前至出生后数小时,黄疸指标上升速度快。黄疸同时伴有贫血以及肝脾肿大。有的新生儿表现精神不好、不哭、不爱吃奶。对新生儿的血液进行化验检查会发现,血红蛋白和红细胞计数下降,网织红细胞升高,血清胆红素水平在短时间内快速上升也是其主要特点,以间接胆红素增高为主。ABO 血型不合溶血病一般病情较轻,Rh 血型不合溶血病病情较重。

血型不合引起的溶血在胎儿期即出现,胎儿可能由于这种严重的免疫性溶血而在母亲子宫内死亡,造成流产。因此,血型不合也是死胎以及流产的原因之一。有的在出生时出现皮肤苍白、全身水肿、呼吸困难等表现,需要积极抢救,否则易很快死亡;也有的胎儿出生时即为死胎。

实验室检查中如果血红蛋白、红细胞计数降低,网织红细胞计数增高,血清间接胆红素增高,则符合溶血的表现。再可以通过血型及抗体的检测来确诊。

新生儿溶血病如何防治?

轻症的新生儿溶血病可予以肝酶诱导剂、白蛋白等药物治疗及光照疗法，重者可用肾上腺皮质激素、换血疗法等治疗。

相对于治疗，很多人可能更关注预防。ABO 血型不合溶血病患儿，在出生早期应监测胆红素，达到光照疗法标准时及时治疗。而新生儿 Rh 血型不合溶血病患儿，目前仅在 RhD 抗原有所突破。在分娩 Rh 阳性婴儿后的 72 小时之内接受一剂肌内注射 Rh 免疫球蛋白(RhD IgG)，以预防下一胎发生 Rh 溶血。

十四、血栓性血小板减少性紫癜是何病

死里逃生

对一个 89 岁的高龄老人老汤(化名)来讲,本应是安享晚年的年纪,但老汤却被一种发病率为 2/100 万～8/100 万的血液病"击中"了——那就是血栓性血小板减少性紫癜。所幸的是,经过 3 周的殊死搏斗,诸暨市人民医院血液科最终把他从鬼门关拉回来了。治疗 1 年时间,总共置换血浆 2 万多毫升,约等于把全身的血液换了将近 8 遍后,老汤终于痊愈出院。

何谓血栓性血小板减少性紫癜?

血栓性血小板减少性紫癜是一种非常严重的弥散性血栓性微血管病,以微血管病性溶血性贫血、血小板聚集消耗性减少,及微血栓形成造成器官损害(如中枢神经系统、肾脏等)为特征。依据该病的病因可将其分为遗传性血栓性血小板减少性紫癜与获得性血栓性血小板减少性紫癜,后者又可以按照病因是否明确分为特发性血栓性血小板减少性紫癜以及继发性血栓性血小板减少性紫癜。遗传性血栓性血小板减少性紫癜的基本病因为ADAMTS13 突变。发生率在 2/100 万～8/100 万。

血栓性血小板减少性紫癜有何表现?

本病在任何年龄都能发病,其中新生儿与 90 岁以上老年人亦皆可发病,但发病高峰年龄为 20～60 岁,中位年龄约为 35 岁。本病起病大多比较急骤,少数起病相对缓慢,以急性爆发型最常见,10％～20％可表现为慢性反复发作型。按照患者的表现在临床上可分为:同时具有微血管病性溶血性贫血、血小板减少、中枢神经系统症状的三联症和三联症同时伴有发热与肾脏损伤的五联症。

血栓性血小板减少性紫癜如何治疗?

治疗包括血浆置换、血浆输注、脾切除,药物治疗有糖皮质激素、免疫抑制剂、ADAMTS13 蛋白等。

以前血栓性血小板减少性紫癜预后差,病程短,不及时治疗病死率达 80％～90％,随着血浆置换的临床应用,预后大大改观,病死率降至 10％～20％。

十五、什么是阵发性睡眠性血红蛋白尿

一段往事

"阵发性睡眠性血红蛋白尿!"——陈先生毫不费力地一口气念出他所罹患疾病的全称,一共 11 个字,没有一点停顿。

2008 年,当第一次从湘雅医院的一位血液科医生口中听到这个冗长而复杂的病名前,他总是认为自己得的是先天性心脏病,并且伴有比较厉害的贫血。这个病的名字不是很好记,这么多年来,陈先生对不同人念出这个病名,有时是为了描述病情,有时是为了输血救命,有时是为了借钱看病,有时则是为了寻找病友。久而久之,这个词逐渐成了他的潜意识中重要的一部分,可以不假思索地脱口而出,正如他自己的名字一样。

何谓阵发性睡眠性血红蛋白尿?

阵发性睡眠性血红蛋白尿是一类后天获得性疾病,目前没有先天发病的报道(先天性 CD59 缺乏除外),亦没有家族聚集倾向。导致这种造血干细胞发生病变的确切原因尚不明确。本病是一种获得性多能造血干细胞疾病,致病因素可能涉及化学物质、放射线或病毒感染等因素,引起染色体突变,出现异常干细胞株,其增殖、分化生成的红细胞、粒细胞以及血小板都存在共同缺陷。

阵发性睡眠性血红蛋白尿有哪些表现？

该病起病缓慢，大部分首发症状为贫血，也有少数部分患者起病较急，因急性溶血，而突然出现大量酱色尿。最常见慢性贫血症状，为面色苍白、乏力、头晕、心悸、气急、耳鸣、眼花等。阵发性加重或者发作性血红蛋白尿是本病的典型症状。约有 35％ 的患者血红蛋白尿和睡眠相关，溶血发作时可见睡眠后小便变成酱油色，发作严重时少数患者可有腰酸、四肢酸痛、发热、恶心呕吐、食欲减退、尿不尽感、尿道疼痛。

阵发性睡眠性血红蛋白尿如何治疗？

本病目前尚无规范的治疗方法。

治疗原则主要是：防止红细胞破坏、预防血栓和刺激造血。

异基因造血干细胞移植是目前唯一可能治愈阵发性睡眠性血红蛋白尿的方法。

十六、流血不止的血小板无力症

一种依赖输注血小板的病

家住湖南湘潭城区的女孩薇薇(化名)才5岁,却是市人民医院的"常客",因为得了罕见的血小板无力症,她几乎每个月都要到医院输血小板,过去的3年里,她的入院记录已经超过30次。

早在治疗前3年,薇薇的父母就发现薇薇动不动就流鼻血。妈妈非常焦虑,别人家的孩子流鼻血一会儿就没事了,可薇薇一流鼻血却很难止住。

父母带薇薇也做过血液方面的检查,多项检查显示薇薇的血小板计数正常,凝血功能也正常,出血原因一直查不出来。

后来,父母带孩子到武汉看专家,最终确诊是得了血小板无力症。

血小板无力症为何病?

血小板无力症是一种常染色体隐性遗传性疾病,是一种极为少见的病,近亲婚配子女较为常见。国内报道的100多例患者中,男女比例相当。它主要是由于血小板膜糖蛋白Ⅱb和Ⅲa质量的异常所引起来的。

血小板无力症有哪些表现?

临床表现主要是出现程度不一的出血情况,往往在幼年就有出血表现,如出生时脐带出血、皮肤瘀斑、鼻出血、牙龈出血，外伤、手术和分娩异常可引起严重出血，但是无深部血肿。女性患者可有月经过多，颅内出血、内脏出血和关节出血少见。

血小板无力症如何治疗？

本病是遗传性疾病，基因治疗目前正在研究中。

（1）局部出血可采用压迫止血。

（2）出血严重时可予以输注血小板悬液，但是，多次输注可引起同种免疫反应，且有 GPⅡb-Ⅲa 抗体形成，因此，最好输注去除白细胞的 ABO 和 HLA 配型一致的单采血小板。

（3）炔诺酮（妇康片）和避孕丸能够有效地控制月经，近年来有报道用重组人因子 Ⅶa 取得较好的止血效果。杂合型（成对基因的基因型是不同的）患者为供体为 HLA 相合的出血严重的纯合型患者进行骨髓移植症状可以明显改善。

（4）禁用抗血小板药物。对于长期慢性失血者应补充铁剂，必要时补充叶酸。保持口腔卫生，对于减少牙龈出血非常重要。

（5）轻度出血患者通常可采用局部压迫止血即可，如牙龈出血局部使用吸收性明胶海绵及凝血酶即能控制。全身或局部使用抗纤溶药物可作为牙龈出血和拔牙的辅助措施对于拔牙、扁桃体摘除、包皮环切、分娩及其他需要外科处理的患者，应预防性输注血小板直至创面完全愈合。鼻出血有时很难控制，甚至需要采取动脉结扎或动脉栓塞方能止血。对于月经过多的女性患者可服用避孕药。对于多数严重出血的患者，输注血小板可能是最有效的措施，但反复输注有可能传染病毒性疾病或产生同种免疫，后者导致血小板输注无效。对于严重出血而血小板输注无效的患者异基因骨髓移植可能有效，迄今已有 2 例异基因骨髓移植治疗本病获得成功的报道，但在考虑这种措施时应权衡利弊因为骨髓移植本身风险很大。

血小板无力症预后及预防

目前本病尚无根治方法，也缺乏预防自发性出血的措施，主要是对症治疗。本病预后较好。

本病的预防措施为严禁近亲婚配、开展遗传咨询和产前检查、避免外伤和手术、避免使用影响血小板功能的药物。

十七、原发性轻链型淀粉样变

——真的是淀粉导致的疾病吗？

奇怪的皮肤病

老王今年 67 岁，一年前阴囊部先出现丘疹、瘀斑，逐渐延及（眼）眶周，到多家医院皮肤科及眼科就诊，当时的诊断不是很明确，分别当作是"湿疹、股癣"等，先后予以"依巴斯汀、地氯雷他定、复方甘草酸苷胶囊、伊曲康唑胶囊"等药物口服，外用"酮康唑乳膏、地奈德乳膏、夫西地酸乳膏、妥布霉素滴眼液"等，效果不佳，皮疹仍不断增多，遂到当地一家大医院就诊。

据患者回忆既往两年前出现胃脘部胀满不适、食欲下降、四肢乏力症状，外院诊断为"呃逆、消化不良"，曾口服中药治疗，症状缓解不明显，家族中无类似疾病患者。

医生查体时发现：老王舌体胖大，边有齿痕，舌体边缘可见密集粟粒大小丘疹，余系统检查未见明显异常。

皮肤科情况：眼睑、眶周、鼻翼、阴囊、会阴区可见片状紫红色瘀斑，压之不褪色，双侧腹股沟、阴囊、生殖器簇集分布米粒至绿豆大小紫红色丘疹，巩膜及口唇黏膜可见紫红色瘀斑。

辅助检查

红细胞沉降率：6 mm/h（正常值：0～15 mm/h）。

24 小时尿蛋白定量：0.806（正常值：0.028～0.141）。

血清免疫固定电泳：检测到单克隆免疫球蛋白 IgA－λ（＋）。

尿免疫固定电泳：检测到单克隆游离轻链 λ（＋）。

心脏超声示：二尖瓣中度关闭不全、三尖瓣、主动脉瓣、肺动脉瓣轻度关闭不全。

其余检测均未见明显异常。

腹股沟皮疹活检组织病理示：真皮全层大量均一红染物质，结晶紫染色阳性。患者拒绝行骨髓穿刺检查，未进一步检查。

诊断：原发性系统性淀粉样变。

后医生建议老王到血液科进一步诊治……

何谓原发性轻链型淀粉样变？

原发性轻链型淀粉样变是一种由具有反向 β 折叠结构的单克隆免疫球蛋白轻链沉积在器官组织内，并造成相应器官组织功能异常的系统性疾病，年发病率为 3/100 万～5/100 万，男性多于女性。其临床表现多样化，可有泡沫尿、活动后气促、水肿、肝区不适。临床治疗可选择造血干细胞移植、化疗、支持治疗等。预后与器官的种类、数量及程度密切相关，尤其是心脏的受累程度。

原发性轻链型淀粉样变有何表现？

常见乏力、体重减轻等非特异性系统症状，常见累及的器官有肾脏、心脏、肝脏和周围神经、胃肠道等。

1. 肾脏受累症状

累及肾脏时，主要表现为肢体水肿和尿中泡沫增多，晚期可出现肾衰竭。

2. 心脏受累症状

心脏受累时，主要有活动后气短、肢体水肿、腹水、晕厥等限制性心功能不全的表现，同时可伴有多种心律失常。

3. 肝脏受累症状

肝脏受累时，患者可以有轻微肝区不适或疼痛，但多数患者可无症状，往往是在体检时发现肝大等异常，疾病晚期可以出现肝衰竭。

4. 周围神经和自主神经受累症状

(1) 周围神经受累表现为对称性的四肢感觉和(或)运动性周围神经病。

(2) 自主神经异常多表现为直立性低血压、胃轻瘫、假性肠梗阻和勃起功能障碍等。

5. 胃肠道受累症状

可以出现全胃肠道受累,以胃部和小肠受累多见,表现为上腹部不适、消化不良、腹泻、便秘、吸收不良综合征和消化道出血等。

6. 其他

舌体受累可出现巨舌、舌体活动障碍和构音异常。皮肤黏膜可以出现皮肤紫癜和瘀斑,以眼眶周围和颈部皮肤松弛部位较为常见,也可出现指甲萎缩脱落和毛发脱落等。部分患者常伴有凝血因子 X 缺乏,引起相应的出血表现。

原发性轻链型淀粉样变怎么治疗?

1. 治疗目标

治疗目标是获得器官缓解;但是现有的治疗都只是靶向于克隆性浆细胞,降低血清单克隆免疫球蛋白水平,并最终通过人体的自我清除机制获得器官缓解。因此,现阶段的治疗目标是高质量的血液学缓解,即达到非常好的部分缓解(very good partial response,VGPR)及以上的血液学缓解。器官缓解往往发生在获得血液学缓解的 3~12 个月后。

2. 治疗总则

(1) 对于所有确诊的有脏器功能损害、软组织侵犯或凝血功能异常的患者都应当尽早开始治疗。

(2) 核心治疗是抗浆细胞治疗,目前尚无标准的治疗方案推荐,可考虑参加临床试验。

(3) 应当依照患者的预后分期、受累脏器情况、体能情况及可获得的药物等制订患者的治疗方案。

(4) 每个化疗疗程后都应该监测血液学缓解状态,一旦确定无效或进展,应该尽快改用其他治疗方案。

3. 外周血自体造血干细胞移植(autologous hematopoietic stem cell transplantation，ASCT)

(1) 移植适应证：年龄≤65 岁，ECOG≤2 分，梅奥 2004 分期 I 期或 II 期，纽约心脏病协会(NYHA)心功能分级 1 级，左室射血分数>50%，收缩压>90 mmHg，eGFR>30 ml/min，无大量胸腔积液。

(2) 移植后治疗：移植后 3 个月评价血液学疗效，如果达到非常好的部分缓解(VGPR)或 VGPR 以上的疗效，可以观察随诊；如果未达到，应进一步巩固治疗。

4. 化学治疗

(1) 基于硼替佐米的治疗方案：可以是硼替佐米联合地塞米松(VD)方案，或硼替佐米联合环磷酰胺、地塞米松(VCD)方案，或硼替佐米联合马法兰(美法仑)、地塞米松(VMD)方案。不推荐硼替佐米和阿霉素的联合用药。

(2) 基于马法兰(美法仑)的化疗方案：马法兰联合地塞米松适用于各种分期的原发性轻链型淀粉样变患者，起效相对较慢。

(3) 基于免疫调控剂的化疗方案：沙利度胺和来那度胺都可以用于治疗，可以联用地塞米松，或者联用环磷酰胺和地塞米松。

5. 支持治疗

(1) 对于合并心功能不全的患者，应严格限制水和钠的摄入，监测出入量和体重。使用利尿剂控制心衰症状，避免使用洋地黄类药物和 β 受体阻滞剂。对于单纯心脏受累的年轻患者，可以进行心脏移植，同时在心脏移植后进行化疗或 ASCT。

(2) 终末期肾功能衰竭患者可以采用透析治疗。对于无肾外器官受累的单纯肾脏患者，可以在获得血液学完全缓解后接受肾脏移植。

(3) 对于伴有凝血因子 X 缺乏的出血性疾病的患者，可以输注凝血因子复合物、冷沉淀或新鲜血浆支持。

(4) 对于胃肠道症状明显、不能正常进食的营养不良患者，可以进行全胃肠外营养支持。

原发性轻链型淀粉样变预后怎么样？

本病的预后与心脏受累的程度密切相关。若及时、合理地治疗，可改善患者的远期生存。

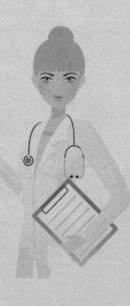

第三
内分泌免疫系统疾病篇

一、可怕的重症肌无力

一个励志故事

在天津宝鸡道花鸟鱼虫市场,有一家名为"心动珠宝"的小珠宝店。店主叫小董(化名),他是一位重症肌无力患者,全身上下除了脖子与右手几根手指还能活动一下,其他部位全都瘫痪。就是这么一位在普通人眼中连自己的生活都需要别人照顾的人,通过自学玉石鉴定,如今不仅拥有了自己的一份事业,而且成为当地玉石鉴定界的一个传奇,在这背后,则是他对玉石的无限热爱以及对其专业的不懈努力和坚持。

什么是重症肌无力?

重症肌无力是一种由于患者体内产生乙酰胆碱受体的抗体引起神经-肌肉接头处传递功能障碍导致的自体免疫性疾病。由于该病的发病原因尚不明确,除遗传因素外,通常认为还可能与药物、感染、环境因素有关。该病的发病率为1/万~5/万。

重症肌无力有哪些表现?

1. 主要表现

该病主要会影响骨骼肌,患者随着骨骼肌肉的使用继而出现无力加重的现象。通常在休息或睡眠之后症状一定程度上得以缓解,常常晨轻暮重。一般早晨起床时肌肉力量正常并且活动自如,到了下午或傍晚时分,反而出现无力症状。本病大部分的症状是可以得到控制的,也就是说病情可逆,无力疲劳症状能够通过恰当治疗达到缓解。

2. 其他表现

表情淡漠、苦笑面容、构音困难、讲话大舌头,常常伴鼻音;眼皮下垂、视力模糊、斜视、复视、眼球转动不灵活;颈软,转颈、耸肩无力,抬头困难;咀嚼无力、吞咽困难、饮水呛咳;梳头、抬臂、下蹲、上楼梯、上车困难。

重症肌无力如何治疗?

该病无特效药物,主要是改善症状。

(1) 药物治疗:包括胆碱酯酶抑制剂(溴吡斯的明)和免疫抑制治疗(泼尼松、环孢素、硫唑嘌呤、他克莫司等)。

(2) 血浆置换:一种短期治疗方法。把患者自己的血液从血管抽出,通过离心或者过滤的方法将血液中的血细胞和血浆分开,血浆部分可以全部丢弃后将血细胞回输,或以再过滤方式除去血浆中的抗体,然后由静脉输回人体。血浆置换可以快速过滤掉血液中的乙酰胆碱接受体抗体,改善患者症状。

(3) 静脉注射免疫球蛋白:免疫球蛋白能调节机体免疫机能,可是静脉注射免疫球蛋白是一项昂贵的短期治疗,但不良反应少,使用比较方便,其效果与血浆置换相当。

(4) 胸腺切除手术:据统计,胸腺切除后,患者血清中的乙酰胆碱受体抗体出现下降,约有 80% 的患者症状得到改善。值得注意的是,症状并不会在术后马上出现改善,大概需要在 2 年后达到最大疗效。

一些靶向免疫系统的生物制剂仍在研制中,对改善疾病的症状会有一定的帮助。

二、肢端肥大症是啥惹的祸

一则旧闻

据 2014 年台湾今日新闻网报道,台湾云林县有一位 47 岁的妇人阿雅(化名),原本样貌清秀,10 年前手脚便开始变粗,本以为是中年发福,没想到脸部两颊也出现突粗变宽、嘴唇变厚,鼻子与舌头更跟着变大,就连牙齿也快要掉光了。去医院检查才发现,竟然是脑垂体长了一颗 2.6 cm 的肿瘤,并罹患肢端肥大症。

何谓肢端肥大症?

肢端肥大症是由于腺垂体分泌过多生长激素所引起的体型及内脏器官异常肥大,并伴有相应生理功能异常的内分泌和代谢性疾病。人群中患病率<1/50 万。

肢端肥大症有何表现?

1. 特殊外貌

由于生长激素对骨、软组织、皮肤的促生长作用,本病患者可出现特殊面容:眼眶上嵴、颧骨、下颌骨增大而致眉弓外突,下颌突出,牙齿分开,咬合错位,枕部外隆凸出。头皮过度生长而下垂呈回状深褶,眼睑肥厚,鼻增大变宽,唇厚舌肥。因为扁桃体、软腭、悬雍垂增厚及鼻软组织增生,患者会出现声音低沉、鼻阻、嗅觉减退,常伴有阻塞性睡眠呼吸暂停综合征。患者胸腔胸骨突出,肋骨延长,前后径变大呈桶状胸,椎体增大,有明显后弯以及轻侧弯畸形。骨盆变宽。四肢长骨增粗,手足变大、手指及足趾增粗、平足。患者鞋帽手套尺寸不断变大。因为汗腺肥大,患者常多汗。又由于毛囊扩大女性可有多毛。

2. 高血压

发病率可高达 30％～63％。因为心脏肥大,心肌重量增加,心室肥厚,可发展出现心律失常、心力衰竭。本病动脉粥样硬化发生较早,且发生率高。

3. 糖代谢紊乱

因为生长激素拮抗胰岛素导致组织对胰岛素敏感性下降导致糖代谢紊乱。本病患者中大概有一半有继发性糖尿病或糖耐量低减。

4. 压迫症状

因垂体肿瘤压迫蝶鞍附近的视交叉肿胀引起视力减退、视野缩小甚至引起颅内压升高,还有睡眠障碍、尿崩症等。

5. 肌肉骨骼

表现在血管及其他结构,可出现头痛、视盘水肿。例如肿瘤压迫下丘脑,能出现食欲亢进、肥胖。

肢端肥大症如何治疗?

1. 手术治疗

80％的垂体生长激素腺瘤都需要手术切除来治疗,手术的方式有开颅与微创两种方式,对于微小的腺瘤可经鼻-蝶窦手术在显微镜或内镜的观察下,在一侧或双侧的鼻孔做切口到达垂体进行微创手术,而开颅手术通常是针对侵袭性巨大垂体瘤。

2. 放射治疗

也是临床上治疗肢端肥大症的一种主要方法,一般用于术后还有残留的肿瘤,是一种常用的辅助方法,放射治疗可防止肿瘤再继续生长,抑制肿瘤细胞增生,进而减少激素的合成及大量分泌,可以有效地控制肢端肥大症的病情进一步进展。

3. *药物治疗*

许多肢端肥大症的患者可应用药物来控制,譬如临床上较常用的多巴胺受体激动剂,如溴隐亭与卡麦角林,这类药物对症状的改善有一定的效果;同时也可选择生长激素抑制剂来治疗,如临床上较常用的兰瑞肽、奥曲肽等药物。

三、恼人的红斑病

一个令人怜悯的故事

河北省迁安市建昌营镇的姑娘佳佳(化名),约在 6 年前发现面颊出现红斑,经医院诊断确诊为系统性红斑狼疮,一直依靠每天 100 多元的药物维持,谁知突然在今年 7 月份病情加重,出现了狼疮心脏受累、心功能不全、狼疮性肾炎、急性肾损伤、肺炎、高血压病 3 级(极高危)等 9 种并发症,因而进了医院重症监护室,生命垂危……

何谓系统性红斑狼疮?

系统性红斑狼疮在青年女性中多见,是一种累及多个脏器的自身免疫性炎症性结缔组织病,发病率为 6/万~9/万。具体病因不明,可能与遗传、免疫异常、感染、内分泌紊乱及一些环境因素有关。

系统性红斑狼疮有哪些表现?

1. 一般症状

表现为疲乏无力、体重下降及发热。

2. 皮肤黏膜

表现多种多样,通常可以分为特异性与非特异性两类。

（1）特异性皮损有蝶形红斑、盘状红斑、亚急性皮肤红斑狼疮和新生儿狼疮。

（2）非特异性皮损有光过敏、口腔溃疡、脱发、雷诺现象、皮肤血管炎、荨麻疹样皮疹、少见的还有深部狼疮或狼疮脂膜炎及大疱性红斑狼疮。

3. 心脏受累

可出现心包炎（约 4% 的患者可能有心包压塞征象），心肌炎的主要表现为充血性心力衰竭，心瓣膜病变（Libman-Sacks 心内膜炎）。冠状动脉炎则少见，主要表现为胸痛、心肌酶升高和心电图异常。

4. 呼吸系统受累

胸腔积液（占 20%～30%）、胸膜炎，皱缩肺综合征主要表现为膈肌功能障碍和憋气感；肺间质病变见于 10%～20% 的患者，其中 1%～4% 表现为急性狼疮肺炎，肺栓塞（占 5%～10%），肺出血与肺动脉高压（占 1%）均可发生。

5. 骨骼肌肉

表现会有关节炎、关节痛、关节畸形（10% 的患者 X 线检查有破坏）及肌无力、肌痛。炎性肌病可见于 5%～11% 的患者。

6. 肾脏受累

狼疮肾炎（占 50%～80%）主要表现为水肿、低蛋白血症和尿检异常；急进性和慢性患者可有高血压、肌酐和尿素氮升高。

7. 血液系统

受累可有贫血、血小板减少、白细胞减少、脾大和淋巴结肿大。

8. 神经系统受累

可出现精神异常、抽搐，器质性脑综合征包括器质性遗忘或认知功能不良，意识改变和痴呆，其他可有脑血管意外、无菌性脑膜炎、狼疮样硬化和横贯性脊髓炎，以及外周神经病变。

9. 消化系统

受累者可有纳差、恶心、肝大、肝功异常、腹泻、呕吐、腹水及胰腺炎。少见的有蛋白丢失性肠病、肠系膜血管炎等。

10. 其他

可以合并干燥综合征、甲状腺功能亢进或低下等疾病。

系统性红斑狼疮如何治疗？

1. 一般治疗

适用于所有系统性红斑狼疮患者。包括避免日晒或紫外线照射、心理和精神支持、预防及治疗感染或其他并发症并根据病情选用适当的锻炼方式。

2. 药物治疗

（1）非固醇类抗炎药：适用于有低热、皮疹、关节症状和心包及胸膜炎的患者，如果有血液系病变者慎用。

（2）抗疟药：氯喹或羟基氯喹，对低热、关节炎、皮疹、轻度胸膜和心包炎、轻度白细胞减少和贫血及合并干燥综合征者有效，有眼炎者慎用。长期应用对减少激素剂量，维持病情缓解有帮助。

（3）糖皮质激素：依据病情选用不同的剂型和剂量。对重症患者可采用超大剂量冲击治疗，必要时可重复。

（4）免疫抑制剂：环磷酰胺、甲氨蝶呤、硫唑嘌呤、环孢素 A、长春新碱等。

3. 其他治疗

对于重症患者、常规治疗不能控制或不能耐受，或有禁忌证者可选用血浆置换及大剂量免疫球蛋白冲击。

四、口干舌燥也是病

一种已被忽视的疾病

进入秋冬季节,许多人都会感到口干舌燥、皮肤也干涩发痒,大部分人不当一回事。但我们发现,除了这种季节上引起的干燥,临床上干燥综合征患者大都会长期感到口干舌燥,如果不及时到医院就诊,可能会引发一系列并发症,甚至危及生命。

干燥综合征是什么病?

干燥综合征是一类主要累及外分泌腺体的慢性炎症性自身免疫病。临床表现除了有泪腺和唾液腺受损功能下降导致的眼干、口干外,而且会有其他外分泌腺及腺体外其他器官的受累而出现多系统损害的症状。在我国该病的患病率为 3/1 000~7/1 000,其中以女性多见。

干燥综合征常见表现有哪些?

除了眼、口干等局部表现外,患者还可以出现全身症状,如乏力、低热等。约有 2/3 患者会出现系统损害。

(1) 肾:约有逾半数患者伴有肾损害,病变主要累及远端肾小管,可出现肾小管酸中毒等表现。其中小部分病患可能会出现较明显的肾小球损害,临床表现有大量蛋白尿、低白蛋白血症等表现,甚至可能会出现肾功能不全。

(2)皮肤:会出现过敏性紫癜样皮疹,以下肢多见,为边界清楚呈米粒大小的红丘疹,压之不褪色,且分批出现。每批持续时间为10天左右,可自行消退,但会遗留有褐色色素沉着。

(3)肺:绝大部分患者并无呼吸道症状。小部分轻度受累患者会出现干咳,重度受累患者则出现气短。肺部病变主要为间质性病变,另有小部分患者会出现肺动脉高压。有肺纤维化及重度肺动脉高压者提示预后不佳。

(4)关节:关节痛较为常见,但多不表现关节结构的破坏。

(5)消化系统:可出现消化不良、胃酸减少、萎缩性胃炎等非特异性消化道症状。此外,患者还可能有肝脏损害。

(7)神经:少数累及神经系统。且以周围神经损害最为多见。

(8)血液系统:本病可表现为白细胞计数减少和(或)血小板减少,血小板低下严重者可有出血现象。本病继发淋巴瘤的发生率则远远高于正常人群。

干燥综合征如何防治?

目前为止,本病还没有根治方法。治疗主要是通过采取措施改善症状,控制及延缓因免疫反应而引起的组织器官损害的进展和继发性感染。

1. 改善症状

(1)结膜炎、干燥性角膜炎可给予人工泪液滴眼,从而减轻眼干症状,并预防角膜损伤。

(2)减轻口干症状,勤漱口,保持口腔清洁,减少龋齿以及口腔继发感染的可能。

(3)关节、肌肉酸痛者可用羟氯喹和非甾体抗炎药治疗。

2. 系统损害者应以受损器官及严重度而进行相应治疗

对合并有神经系统疾病、肺间质性病变、肝脏损害、肾小球肾炎、血细胞低下,尤其是血小板低的、肌炎等情况则要给予肾上腺皮质激素,剂量与其他结缔组织病治疗用法基本相同。对于病情迅速进展者可合用免疫抑制剂,如硫唑嘌呤、环磷酰胺等。如出现恶性淋巴瘤者宜及时、积极地进行联合化疗。

五、POEMS 综合征是个复杂的病吗

一则多年前的新闻报道

2014 年 11 月,河南省人民医院内分泌科二病区早期确诊了一例 POEMS 综合征的患者王女士。

王女士时年 50 岁,临床表现为肢体麻木无力、全身水肿、极度消瘦,发病 8 个月以来辗转多家医院求医未能确诊。河南省人民医院内分泌科医师在参加会诊时发现这位患者情况比较特殊,内分泌科主任对其进行全面检查、缜密分析后,综合所有临床证据,最终确诊为罕见的 POEMS 综合征。

何谓 POEMS 综合征?

POEMS 综合征是一类与浆细胞病有关的多系统病变,临床上表现为多发性周围神经病(polyneuropathy)、脏器肿大(organomegaly)、内分泌障碍(endocrinopathy)、单克隆免疫球蛋白(monoclonal protein)血症以及皮肤病变(skin changes)为特征,取各个病变术语英文首字母组合命名为 POEMS 综合征。

POEMS 综合征的病因及具体发病机制目前尚不清楚。

POEMS 综合征有哪些表现?

本病起病隐匿,随着病情进展,临床症状逐渐增多,可累及多个系统。中位发病年龄 51 岁,男性多于女性,男女发病比为 2∶1～3∶1。

1. 多发性周围神经病变

几乎所有病患都有此表现,多为首发症状,特点是呈现慢性、对称性、进行性运动以及感觉神经功能障碍,一般从足端开始,逐渐出现四肢针刺样或袜套、手套样感觉异常,可伴有肌无力。

2. 有脏器肿大

主要表现为肝、脾以及淋巴结的肿大。其中肝大为 24%～78%,脾大为 22%～52%,淋巴结肿大为 11%～24%。

3. 内分泌改变

内分泌系统异常是 POEMS 综合征的重要特征之一,以甲状腺功能减退、糖尿病、男性阳痿和女性闭经较为常见。

4. 自主神经功能障碍

部分患者会出现自主神经功能障碍,表现为低血压、阳痿、多汗、腹泻或便秘等。

5. 皮肤改变

50%～90%的患者可有皮肤的改变,其中以局灶性或者全身性皮肤色素沉着最为常见,其他一些表现有水肿、多汗、多毛(通常局限于四肢、胸部及面部)、雷诺现象、杵状指、血管瘤、白甲等。

POEMS 综合征的治疗

本病目前尚无标准的治疗方法。

一般而言,患者要注意休息。同时罹患糖尿病者要注意饮食,若有水肿要低盐饮食。对那些有呼吸肌无力或者肺动脉高压的患者,持续给氧或者持续正压通气是必要的。若激素缺乏则进行激素替代治疗,对周围神经病变患者可予理疗及营养神经治疗。

其他治疗包括：放射治疗(主要针对局限的区域发现单独的或多发的骨硬化病变)、免疫抑制剂[环磷酰胺、左旋苯丙氨酸氮芥(美法仑)、长春新碱、硫唑嘌呤、环孢素及甲氨蝶呤等]、糖皮质激素(一般使用泼尼松)、三苯氧胺、化疗(包括 MP、CP、COP 或 MOP 方案)、新药(如血管内皮生长因子抗体)、大剂量化疗联合造血干细胞移植、血浆置换、丙种球蛋白，都可以使该病临床症状不同程度缓解,但本病没有根治的疗法。

六、白塞病是什么

反复口腔溃疡要重视

年近 60 岁的张师傅,在黄家湖大学城某大学后勤部就职,在 10 余年前,他出现口腔多发溃烂,剧烈疼痛,眼睛看东西出现"双影"现象,身上也经常出现不同程度溃烂。刚开始,病情持续了 10 余天后好转,他还能忍受,但是,1 个月后这种现象卷土重来,这次发病持续的时间跟上次时间相差不大,工作生活都受到很大影响,这使张师傅不免担心起来,后来到医院就诊,经检查确诊为口腔白塞病。

何谓白塞病?

白塞病也称为贝赫切特综合征,是血管炎的一种,属于一类全身性免疫系统疾病。目前该病病因不明,可能与免疫因素、遗传因素、感染、生活环境等有关。该病可见于我国各类人群,男女均可发病。该病的发病率在 1/10 万~9/10 万。

白塞病有哪些表现?

1. 口腔溃疡

几乎 100％患者均有口腔溃疡、疼痛,可以同时在口腔多个部位出现数个溃疡(俗称口疮),为多数患者首发症状。溃疡可以发生在口腔的任何部位,可为单发,也可成批出现,圆形或椭圆形,溃疡面较深,底部多为白色或黄色覆盖物,1～2周后自行消退而不留瘢痕。反复发作的口腔溃疡是诊断本病的最基本症状。

2. 生殖器溃疡和眼炎

(1)生殖器溃疡:75％左右的患者会有生殖器溃疡,如男性/女性生殖器溃疡,该病变与口腔溃疡基本类似,但出现次数少。溃疡深大,疼痛剧,愈合慢。

(2)眼炎:约50％患者有眼炎,可出现眼睛畏光、红肿、疼痛或视力下降、视物不清,可以一只或两只眼睛受累。

3. 皮肤损害

皮肤病变发生率非常高,可以达到80％～98％,表现形式多样,有丘疹、脓疱疹、结节性红斑、痤疮样皮疹等。同一患者可有1种以上的皮损。特别有诊断价值的皮肤体征是结节红斑样皮损和对微小创伤(针刺)后的炎症反应。

4. 神经系统损害

也称为神经白塞病,可累及多部位,发病率5％～50％,少数(5％)可以表现为首发症状。会出现头疼头晕、恶心呕吐、手脚不灵活、手脚感觉麻木、疼痛或无力,还可出现一侧的手脚瘫痪,严重的可出现抽搐、翻白眼等类似抽羊角风(即癫痫)的表现。脑干是神经系统最常受累的部位,也可见于脊髓、小脑、大脑半球和脑脊膜,可以出现脑萎缩。

5. 消化道损害

发病率为10％～50％。累及范围从口腔到肛门的全消化道,溃疡可为单发或多发。严重者可有溃疡穿孔,甚至可因大出血等并发症而死亡。

6. 血管损害

本病的基本病变就是血管炎,可累及全身大小血管,此外,10％～20％患者合并有大中血管炎,是引起伤残及致死的主要原因。静脉系统受累较动脉系统多见。25％左右患者发生表浅或深部的血栓性静脉炎及静脉血栓形成,造成狭窄与栓塞。还有的患者可以出现动脉瘤,从而引起局部栓塞、缺血,动脉瘤破裂后可大出血,甚至危及生命。

7. 其他

半数左右的患者有关节症状,可以表现在单个或多个关节,以下肢关节多见,可以出现关节疼痛或肿胀。附睾炎发生率不高但较具特异性。肾脏、心脏损害较少见。

白塞病如何防治?

白塞病以药物治疗为主,多数患者需要较长期服药,常用药物如下。

1. 糖皮质激素

是治疗白塞病的主要药物,可以减轻该病引起的各种症状,特别是改善黏膜溃疡与关节疼痛,对有中枢神经受损和眼部受损者宜及时应用较大剂量。

2. 抗结核药物

有结核病的患者要积极进行抗结核治疗。有一部分白塞病患者经抗结核治疗以后病情缓解。

3. 免疫抑制剂

是治疗白塞病的另一个重要药物,与糖皮质激素有协同作用,可以延缓疾病进展,并能减少糖皮质激素的用量。常用的有氨甲蝶呤、环磷酰胺、硫唑嘌呤等。此外还有环孢霉素 A,对眼病有效,但停药之后症状易复发。

该病目前尚无好的预防药物或方法,建议易感人群尽量避免劳累、感染以及精神紧张。

119

七、非一般的肿瘤

——嗜铬细胞瘤

惊险的手术

今年 72 岁的郑阿姨在一次社康体检时被检查出左腹部异常占位,于是来到深圳市三院进行进一步影像学检查。结果发现左肾上腺有一个巨大的肿物,达 8 cm×7.5 cm×6.5 cm,经内分泌科诊断,这个肿物被确认为嗜铬细胞瘤。

了解到郑阿姨的情况后,泌尿外科与内分泌科、ICU、麻醉科、肝胆外科、影像科、胸外科等科室进行了多学科讨论,用了 3 周时间将郑阿姨的血压和心率控制在了比较理想的水平,之后泌尿外科团队为郑阿姨做了手术。

郑阿姨的巨大嗜铬细胞瘤让手术难度进一步上升:手术中她的血压像过山车一样剧烈波动,只要触碰到肿瘤,血压就会飙升至 200～300 mmHg,肿瘤切除后血压又会降到 20～30 mmHg。由于肿瘤粘连严重,术中泌尿外科团队不得不同时切除了郑阿姨的左肾。不过,郑阿姨的右肾功能完好。

泌尿外科相关专家介绍,这台手术是泌尿外科难度最大的手术之一,对麻醉医生而言也是巨大的挑战。如果术前准备不充分就"根本做不了",最终,这台手术用了整整 7 小时才完成。

什么是嗜铬细胞瘤?

嗜铬细胞瘤为起源于神经外胚层嗜铬组织的肿瘤,主要分泌儿茶酚胺,根据肿瘤是来自交感神经或副交感神经将副神经节瘤分为副交感神经副神经节瘤(包括化学感受器瘤、颈动脉体瘤等)及交感神经副神经节瘤(包括腹膜后、盆腔及纵隔后的副神经节瘤)。某些患者可因长期高血压致严重的心、脑、肾损害或因突发严重高血压而导致危象,危及生命,但如能及时、早期获得诊断和治疗,是一种可治愈的继发性高血压病。与大部分肿瘤一样,散发型嗜铬细胞瘤的病因仍不清楚。家族型嗜铬细胞瘤则与遗传有关。发病率 1/10 万～2/10 万。

嗜铬细胞瘤有何表现?

本病的临床表现个体差异甚大,与儿茶酚胺(肾上腺嗜铬细胞分泌的神经类物质)分泌过量有关,其典型的临床表现为陈旧性血压升高伴有"头痛、心悸、多汗"三联征。

其他临床表现还包括面色苍白、潮红、呼吸困难、恶心呕吐、发热、体重减轻、焦虑、濒死感等。

嗜铬细胞瘤怎么治疗?

嗜铬细胞瘤一旦确诊并定位,应及时切除肿瘤,否则有肿瘤突然分泌大量儿茶酚胺、引起高血压危象的潜在危险。近年来,随着生化试验及显像技术的发展,嗜铬细胞瘤的定性和定位诊断技术大为提高,因此术手术成功率得以提高。术前应采用 α 受体阻滞药(酚妥拉明等)使血压下降,减轻心脏负荷,并使原来缩减的血管容量扩大,以保证手术的成功。

嗜铬细胞瘤的预后

该病如能早期诊断则预后可明显改善。术前准备充分的情况之下手术的死亡率可明显降低。完全切除肿瘤后约 70％的患者高血压可治愈,余者仍有持续性高血压或高血压复发,可能是原发性高血压或肾性高血压,通常降压药物可以良好控制血压。

因为家族性嗜铬细胞瘤的复发率高,建议每年复查一次。若测定值异常,再进一步行影像学检查。恶性嗜铬细胞瘤的 5 年生存率低于 50％。

八、什么是卡尔曼综合征

小王的遭遇

22岁的小王(化名)正在读大三,身高1.6米,四肢修长,看上去却魁梧壮硕,而且天生一张娃娃脸,皮肤白皙。然而,小王却手无缚鸡之力,并且对气味也不敏感。

更让小王纳闷的是,长这么大了依旧没有青春期发育,唇周没胡子,也没有腋毛及阴毛,喉结也很小,更让小王自卑的是,生殖器官仍然像幼童,这让他的心理负担越来越沉重。他怕被别人看出来,因此不敢与女生交往,性格也越发孤僻。

之后他终于鼓起勇气去医院就诊,经过医生仔细问诊后的诊断结果为,小王罹患一种叫卡尔曼综合征的先天性疾病。

何谓卡尔曼综合征?

卡尔曼综合征是一类伴有嗅觉减退或缺失的低促性腺激素性性腺功能减退症,是具有临床与遗传异质性的疾病。卡尔曼综合征可呈家族性或者散发性,其遗传方式包括3种:X连锁隐性遗传、常染色体隐性遗传、常染色体显性遗传。该病流行病学特征尚不明确,粗略估计通常男性的发病率为1/8 000,女性的发病率约为男性的1/5。

卡尔曼综合征有何表现?

1. 性腺功能减退

大部分男性患者出现下部量大于上部量,呈类宦官体形,外生殖器幼稚状态,阴茎短小,睾丸较小或者隐睾,青春期第二性征发育缺如(无胡须、腋毛、阴毛生长,无变声)。女性患者则内外生殖器发育不良,青春期这段时候无乳房发育,无腋毛、阴毛生长,没有月经来潮。

2. 嗅觉缺失或减退

患者会有完全的嗅觉缺失,不能辨别香臭,但一些患者可能仅表现出嗅觉减退。

3. 相关躯体异常表现

卡尔曼综合征除了促性腺激素释放激素缺乏及嗅觉缺失,还会伴有各式各样的躯体异常,包括面中线发育缺陷如腭裂、唇裂,掌骨短及肾脏发育异常等。神经系统的表现包括感觉性听力下降,镜像运动(连带运动),眼球运动异常及小脑共济失调。迄今,肾脏发育异常及镜像运动仅在 X 连锁的卡尔曼综合征中发现。

卡尔曼综合征如何治疗?

目前,针对男性卡尔曼综合征治疗的主要方案如下。

1. 雄激素

对那些暂无生育需求的患者,可在 14 岁以后给予雄激素治疗,从而促进男性第二性征发育,维持正常性功能、骨密度、体脂成分,同时有助于维持正常的情绪与认知,但是雄激素的治疗不能恢复生育能力。

2. 促性腺激素

促性腺激素治疗有恢复患者生育能力的可能。研究表明: 其产生精子的中位数时间为 7 个月。

3. 促性腺激素释放激素脉冲治疗

当垂体前叶功能正常时,可考虑行促性腺激素释放激素脉冲治疗。有研究报道,促性腺激素释放激素脉冲治疗 12 个月,患者精子生成率高达 77%。

对于女性患者,无生育需求时,可予以周期性雌孕激素联合替代治疗促进第二性征发育,如有生育需求时,可行促性腺激素促排卵治疗或促性腺激素释放激素脉冲治疗。

九、黏多糖贮积症是怎么回事

可怜的小梦

小梦(化名)3 岁时开始出现不明原因的脊柱畸形,在此后 4 年的治疗期里,小梦的脊柱侧弯不仅没有好转,反而逐渐加重,还出现了头颅增大、前额突出、胸廓扩大、手指粗短、关节畸形、腹部膨隆、视力及听力下降等多部位的畸形改变。2015 年 12 月,小梦 7 岁,她的病终于被确诊,是一种罕见的、因 IDUA 基因缺陷导致 α - L - 艾杜糖苷酸酶缺乏的黏多糖贮积症 I 型。但是目前对于黏多糖贮积症的治疗,国内不存在药物治疗的条件,国外的酶替代药物不仅需要终身服药,而且价格极其昂贵。

家长在得知首都儿科研究所血液内科可以通过骨髓移植手术对黏多糖贮积症的孩子进行治疗后,立即赶往北京,找到师主任,并说出了自己担心的问题:骨髓移植供者寻找困难、并发症多、死亡风险高、费用昂贵。师主任表示,目前骨髓移植前的配型已经不再需要全相合供者,与孩子配型半相合的父母已经成为优选供者,首都儿科研究所血液内科经改良后的移植方案不良反应小,排异可控,而且移植费用相对较低。

2016 年 4 月 21 日,师主任团队为小梦施行了异基因造血干细胞移植术,使原先将近 0 值的酶已经恢复至正常人水平,而且没有出现明显的骨髓移植相关并发症和不良反应,在层流病房住了 1 个多月后顺利出院。出院后,小梦原先粗糙的面容变得柔和起来,身材也变得更加纤细挺拔。小梦移植 10 个多月后,各项指标已经平稳。

黏多糖贮积症为何病?

黏多糖贮积症是一组因降解各种黏多糖相关的溶酶体酶先天性缺陷,使不同的黏多糖不能完全被降解,而在各种组织溶酶体和细胞外基质内沉积,导致组织和器官的功能损害,广泛累积心脏、肺脏、骨骼、关节、胃肠系统和中枢神经系统。该病是溶酶体贮积病中非常重要的一类,可分为Ⅰ、Ⅱ、Ⅲ、Ⅳ、Ⅵ、Ⅶ、Ⅸ型等 7 种型,其中Ⅲ又分为ⅢA、ⅢB、ⅢC、ⅢD四个亚型,Ⅳ型分为ⅣA和ⅣB亚型,虽然各型致病基因和临床表现有差异,但由于贮积的底物都是黏多糖而被统称为黏多糖贮积症。目前研究表明黏多糖贮积症的群体发病率约为 1/400 万。

黏多糖贮积症有何表现?

经典型的患者,以Ⅰ型为例。

1. 粗糙面容

头大,舟型头,前额突出,眉毛浓密,眼睛突出,眼睑肿胀,鼻梁低平,鼻孔上翻。嘴唇大而厚,舌大、易突出口外。牙龈增生,牙齿细小且间距宽。皮肤厚,汗毛多,头发浓密粗糙,发际线低。

2. 角膜混浊

随着疾病的进展,角膜混浊逐渐明显严重,可致失明。

3. 关节僵硬

累及大关节,如肘关节、肩关节及膝关节,并使这些关节的活动度受限;手关节受累,显示出爪形手的特征。

4. 身材矮小

患者脖子短,脊柱后凸,2～3 岁生长几乎停止。

5. 肝脾增大

腹部膨隆,腹腔压力大导致脐疝和腹股沟疝,手术修复后仍易复发。

6. 智力落后

患者在 1 岁左右可能就表现有智力落后,最好的智力水平也只有 2～4

岁,智力严重障碍。

7. 心脏瓣膜病

大部分患者的心脏累及在疾病的后期,表现为瓣膜病,可导致淤血性心衰。

8. 耳鼻喉部病变

常有慢性复发性鼻炎,呼吸粗、睡眠打呼噜、慢性阻塞性呼吸暂停,讲话声音粗,重型患者常有慢性听力缺失。

Ⅱ型经典型的患者症状较Ⅰ型偏轻,该型是以男性发病为主,患者的角膜不浑浊;Ⅲ型患者以智力落后为主要的临床表现;Ⅳ型患者腕关节是松弛的,胸廓向前突出,类似鸡胸;Ⅵ型患者智力是正常的,角膜混浊明显;Ⅶ型患者临床表现差异可非常大,严重者表现为胎儿水肿,轻型的患者可只有身材矮小。

黏多糖贮积症如何防治?

本病迄今为止没有很好的办法,多采取对症治疗,但疗效并不理想,酶替代和基因治疗法正在研究中。

高危家庭需要做产前诊断以预防同一家庭再次出生该病患者。

十、有关生长发育障碍的疾病
——莱伦综合征

一段感人的爱情故事

故事发生在英国,26 岁女子科里·麦奎尔罹患绝症,即将离世,弥留之际希望能尽快和 17 岁男友詹米·泰勒结婚。

科里天生患有莱伦综合征,即生长严重迟缓。此外,她还长期深受多种疾病的折磨,同时患有肺源性心脏病、睡眠障碍及脊椎侧弯。脊椎侧弯更是快要了她的命。科里的后背一直在挤压肺部,肺部已经发生严重变形。因为科里常年处于病态,免疫力很差,身体一直很虚弱。脊椎手术需要历经 14 小时,医生说科里的身体状况根本无法承受住。也就是说,唯一科里能做的,便是等待生命耗尽的那一刻。她知道自己所剩时日不多,所以她只想完成最后一个愿望:与男友结婚。他们相识于 2018 年 2 月,詹米罹患有自闭症。而一直以来,詹米对科里不离不弃,尽心尽力地照料她。但科里和詹米没有什么经济来源,科里每月还需要向家庭护理员支付 400 英镑(人民币 3 400 余元),经济负担很重,因此他们不得不在网上发起众筹,希望能够募集资金尽快举办婚礼。

科里说,遇见詹米以后,人生就发生了改变。她只想用剩余的时光,留下与詹米在一起特别的回忆。同年 8 月,詹米向科里求婚成功。

何谓莱伦综合征?

莱伦综合征是一种生长严重迟缓的罕见疾病,也称为侏儒综合征。此症临床上可分为两型,第一型是由于生长激素的受体基因的缺损或突变,导致生长激素的作用受到阻碍,属于体染色体隐性遗传模式,也就是说,如果父母双方均带有此隐性的基因缺陷,则每胎有四分之一的概率产下罹患此病的孩子。第二型则是生长激素受体后的缺陷,使信息传导受到阻碍,无法产生足量的类胰岛素生长因子 1,或是造成类胰岛素生长因子 1 本身的缺失。

莱伦综合征有哪些表现?

莱伦综合征的患者临床表现有严重的生长迟缓,身材相比于同龄人小不少,搭配上蓝色的巩膜,看起来就像是洋娃娃。其他的症状有:骨龄延迟、骨质疏松、肌肉发育不良、运动能力发展迟缓、马鞍鼻、声音音调高亢、男性生殖器较小等症状。

从生化检查可以发现有低血糖(婴儿期)及胰岛素低下的情形;血浆中的生长激素通常会升高,但相同的患者数值差距却非常的大;类胰岛素生长因子 1 的量会降低,和一般生长激素缺乏的患者有所不同。另外检测生长激素结合蛋白可以发现第一型的患者数值较低,而第二型则正常。

莱伦综合征如何治疗?

目前临床医学治疗上,使用一种人类基因重组的类胰岛素生长因子 1 来治疗,普遍来看有着不错的疗效。因为它可以刺激成骨细胞生长,能够增加骨质密度,刺激肌肉细胞生长和分化,防止肌肉蛋白质的降解,增加肌肉组织含量,并具有促进血液流通与细胞再生、增加新陈代谢、提升人体整体体能的功能。对于婴儿照护方面,要注意多加以喂食,监测血糖以避免低血糖的情况发生。

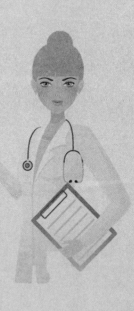

第四
心肺及消化系统疾病篇

一、凶险的川崎病

惊险一刻

2016 年 9 月底，刚出生仅仅 2 个月的福州男婴小凯(化名)连续高热 10 天不退，眼球涨红得跟兔眼似的，舌头肿胀如杨梅一般，宝宝的父母当时认为小孩罹患了感冒，辗转多家医院就诊无果，最后送到了福建省妇幼保健院抢救。经医生最后诊断，小凯得的是凶险的川崎病，已继发重症肺炎、呼吸衰竭、脓毒血症以及无菌性脑膜脑炎等，若不及时救治，极有可能猝死。

何谓川崎病?

川崎病又叫小儿皮肤黏膜淋巴结综合征，于 1967 年首次由日本医师川崎富作报道，并以他的名字命名该疾病。本病是一类以全身血管炎为重要病变的急性发热出疹性小儿疾病。通常 5 岁以下婴幼儿为其高发人群，男多于女，成人及 3 个月以下婴儿相对比较少见。临床一般表现为发热、颈部非脓性淋巴结肿大、皮疹、眼结合膜充血、口腔黏膜弥漫充血、杨梅舌、掌跖红斑、手足硬性水肿等。因为本病可诱发严重的心血管并发症而逐渐引起人们的重视，未经治疗的患儿发生率高达 20％～25％。

川崎病有哪些表现？

临床多以高热(39℃以上)为最开始表现,热程一般为 5 天以上,通常为 1～2 周,有的热退 1～2 天又会升高,热程长的可持续 3～4 周,退热药仅可短暂稍降体温。发热数天后掌跖面红肿疼痛,躯干部出现大小不一的斑丘疹,形态无异常,面部四肢亦可有,不痒、无疱疹或结痂。发热数天后会出现两侧眼结膜充血,以球结膜最严重,仅少数可并发化脓性结膜炎,用裂隙灯可能会检查到前虹膜睫状体炎。唇面红肿、干燥及皲裂,甚至会引起出血;舌头常呈杨梅舌,口腔黏膜充血,但无溃疡。

此外,部分病患早期有一侧或者双侧淋巴结肿大,非化脓性,数天后消退,有时肿胀波及颌下,甚至可能误诊为腮腺炎,淋巴结肿大仅限于颈部前三角,不痛,很少波及其他部位。病程第 2 周部分患儿可能会出现手、足部脱皮,多从甲床移行处开始,部分可先表现为肛周脱屑。

川崎病治疗及预后

急性期的治疗包括口服阿司匹林、静脉输注丙种球蛋白、使用激素等。

本病预后大部分比较好,大多患儿可自行恢复,但 5%～9%的川崎病患儿可出现冠状动脉并发症。由于冠状动脉瘤破裂、血栓闭塞、心肌炎疑患心肌梗死而死亡。目前死亡率已下降至 1%以下,2%左右可能复发。

二、起底克罗恩病

让人消瘦的肠道疾病

小张(化名)是名高二学生,近一年来口腔反复出现多发溃疡,每天4~5次腹泻,时轻时重,这令她痛苦不堪,造成她乏力、面色苍白、食欲变差、明显消瘦,个头也很矮,就好像初二学生。但是小张到医院做完结肠镜检查后却没有发现有啥疾病。后来,还是因为贫血及腹痛症状比较严重,再次到医院就诊,检查以后发现她小肠上有多发溃疡,最终通过单气囊小肠镜及其他一些血液生化检查确诊为小肠克罗恩病。经过积极的药物治疗,小张的腹痛症状得以控制后,贫血也纠正了,并且体重较前明显增加,可以像普通学生一样上学,父母也不用为此操心了。

何谓克罗恩病?

克罗恩病是一类原因不明的肠道炎症性疾病。目前,该病病因不明,可能与感染、免疫、遗传有一定关系。该病主要累及小肠和结肠,引起贯穿肠壁各层的增殖性病变,会侵犯肠系膜以及局部淋巴结。

该病的发病率为6/万~9/万。

克罗恩病有哪些表现?

克罗恩病起病比较隐匿,早期通常没有症状,或症状比较轻微,很容易被忽略。一般从有症状到确诊需要 1～3 年。该病常为反复发作的慢性疾病,青年人居多,女性略多于男性。其症状包括发热、腹痛、腹泻、恶心、呕吐、排便困难、里急后重(指腹痛窘迫、时时欲便、肛门重坠、便出不爽)、脓血便等消化道症状;进行性消瘦以及营养不良的发生率比较高,儿童与青少年患者还会出现生长发育迟缓;严重时可出现肠瘘、腹腔脓肿、消化道梗阻、穿孔、出血、甚至会导致癌变。此外,口腔、眼部、皮肤、肺部、肝脏、胆道、骨骼关节等肠外表现也较多见。

克罗恩病如何治疗?

本病目前尚无特效治疗方法。在没有并发症时,支持疗法与对症治疗为首选,可使相关症状缓解。有贫血者,可补充叶酸或维生素 B_{12},严重者可输血。低蛋白血症可输白蛋白或血浆。补充多种维生素、矿物质可以有效促进体内酶类与蛋白质的合成,同时还具有保护细胞膜的作用。疾病活动期间,宜卧床休息,予以低渣、高营养饮食。严重疾患宜予以禁食,纠正水、电解质、酸碱平衡紊乱,可选用肠内或肠外高营养支持。疾病活动期,水杨酸偶氮磺胺吡啶、6-巯基嘌呤或肾上腺皮质激素等药能有效控制症状。控制继发感染及解痉、止痛、止泻等针对性治疗也有助于症状缓解。

完全性肠梗阻、急性穿孔或不能控制的大出血、肠瘘与脓肿形成,和难以排除癌症的患者,可选择手术治疗。

三、危重的原发性肺动脉高压

特殊的肺部疾病

年纪刚过 31 岁的小李(化名),有胸闷、心慌症状 1 年多了,一直以为没啥大问题,所以也没引起足够重视。但最近半月,小李不仅胸闷症状加重,还出现了反复咳嗽。为了进一步治疗,她来到上海的医院就诊,经过心脏彩超、右心导管检测肺动脉压,最终诊断为:原发性肺动脉高压。医生给予药物治疗的同时,建议患者到心脏外科行心肺移植术。但小李因为经济原因,拒绝进一步治疗。

什么是原发性肺动脉高压?

原发性肺动脉高压是种原因尚不明明确,以自发性肺动脉压进行性升高为特征,并常伴右室肥大和右心功能不全表现的心血管疾病。基本病变为肺小动脉的硬化、狭窄、栓塞抑或丛状变。一般青壮年起病,常呈进行性加重。该病的发病率在 1/1 000 万~2/1 000 万。

原发性肺动脉高压有哪些表现?

该病轻症或早期患者可无任何症状,心悸、气促、乏力、胸痛及晕厥在中晚期患者中常见,部分重症病例可有发绀。体格检测可以发现肺动脉瓣区第二心音亢进、收缩早期喀喇音和收缩期喷射性杂音,右心室肥大体征,右心衰竭体征(如肝大、水肿)等。

原发性肺动脉高压如何治疗?

本病治疗效果欠佳,尚缺乏特效治疗方法及药物,通常以对症治疗为主。发生右心衰竭时常规对症治疗效果较差,应加强扩血管药物和利尿剂的应用。抗凝药物在严重情况下可以选用。晚期病例可考虑心肺联合移植治疗。

四、这种心脏病有点怪

——永存第五弓

不一样的心脏病

2016 年 11 月 2 日,只有 7 个月的浩浩(化名)在接种疫苗之后出现咳嗽、流鼻涕的表现,他的家长认为是普通感冒,带他到了首都儿科研究所就诊。2 天后,浩浩又出现了烦躁、呼吸费力、鼻扇及三凹征(指吸气时胸骨上窝、肋间隙、肋下及剑突下出现凹陷)。经超声心动图等一系列检查发现,他患有极其罕见的先天性心脏病——永存第五弓,鉴于病情相当危重,心脏外科会诊后立即开放绿色通道,直接将浩浩收住入心脏病加强监护病房(cardiac intensive care unit, CICU)治疗。

浩浩的左心室呈球形增大,左心室舒张末期胸廓前后径达 43 mm,相当于成人大小。由于存在严重的第五弓缩窄,浩浩一出生,左心室后负荷就一下子急剧增加,导致左心功能受损严重。经过 CICU 医生的精心治疗,浩浩的呼吸道感染得到控制,心功能有所好转。

2016 年 11 月 17 日上午,心脏外科张主任为浩浩进行手术,采用了全麻、深低温、下半身停循环、选择性脑灌注的手术方案。术中要把患儿的体温降低至 25℃ 以下,下半身则完全停止血液循环,仅以相当少量血流维持脑灌注。手术的关键是要将停止循坏的时间尽量控制在 30 分钟之内,也就是说,要在仅仅 30 分钟内就做好狭窄血管的切除与精细吻合,才能最大限度地减少停止循环带来的损害。经过医护人员 5 小时的连续奋战,浩浩的手术十分成功。术后浩浩病情稳定,第 2 天拔除了气管插管,之后康复出院。

永存第五弓是啥病?

永存第五弓是种十分罕见的先天性心脏病,自从 1969 年凡·普瑞格(Van Praagh)首次描述这类畸形病案以来,全世界仅有一些个案及少量病例陆续被报道。国内上海儿童医学中心曾报道 5 例手术,手术死亡 2 例,死亡率高达 40%。

永存第五弓有啥表现?

永存第五弓通常合并其他心血管畸形,包括主动脉弓中断、肺动脉闭锁、动脉导管未闭、法洛四联症及大动脉转位等。

单纯永存第五弓,血流动力学改变并不显著,常无明显症状。如若合并主动脉缩窄,可增加左心室后负荷,下半身供血减少,高血压上下肢存在脉压,最终会导致充血性心力衰竭。如若合并有动脉导管未闭,可致使肺循环血量增加、左心室前负荷增加、左室肥厚,进而引起肺动脉高压、右心功能衰竭。临床检查中,超声心电图可发现该病,但受检查技术和医师经验限制,仍有一定的误诊和漏诊率。因此,增强肺 CT 血管造影(computed tomography angiography, CTA)或核磁共振(magnetic resonance imaging, MRI)为检查首选手段。

永存第五弓如何治疗?

由于永存第五弓一般与同侧的第四弓并存,两血管多处在同一切面,不会构成血管环而影响气道以及食管。因此,如果永存第五弓无狭窄,通常不需处理。如若合并有缩窄,且对心功能有明显的影响,则需要手术纠正。内科治疗方法包括:介入球囊扩张或覆膜支架扩张血管狭窄处。外科医治方法包括:人工血管替换术、补片加宽术和狭窄段切除、前壁心包补片扩大重建术等。其中,切除重建术可以在一定程度上降低远期再狭窄发生率。

五、与众不同的肺部

——肺泡蛋白沉积症

麻烦的肺病

2014 年 3 月 11 日,1 岁 5 个月的小顺(化名)来到首都儿科研究所呼吸内科治疗,他不能像正常孩子一样进食,皮肤松弛、惨白,体重只有 7 千克,而且需要吸氧。住院期间,每周都要进行肺部灌洗,注射重组人粒细胞巨噬细胞刺激因子增加白细胞预防感染,长期吸氧,只能喝一种特殊配方的营养奶粉。

小顺家住河北农村,妈妈没有工作,爸爸做点小生意维持生计,东拼西凑的 20 万元在此前的住院治疗中已经所剩无几,后续治疗费、奶粉费都没有着落。得知这一情况后,医护人员从家中拿来儿童玩具、食品、衣物送给小顺一家,并联系基金会和多家媒体,帮助小顺筹集善款。仅半个月时间,就收到了社会爱心人士的善款近 20 万元。5 月中旬,小顺出院了,体重长了不少,但还需要定期到医院进行灌肺治疗。

肺泡蛋白沉积症为何病?

肺泡蛋白沉积症,是一种无定型、不可溶、富含磷脂蛋白的物质沉积于肺泡和细支气管腔所导致的少见疾病,病因至今尚未完全明了,发病率为 0.36/100 万,非常罕见。这种病并不是儿童的专利,从新生儿到耄耋老人均可患病,男女比例约为 2∶1,但 10 岁以下儿童患这种病的非常少。肺泡蛋白沉积症患者中有1/3可自行缓解,20％～50％的患者经单次全肺灌洗治疗就可完全缓解,还有部分患者需要多次肺灌洗才可缓解,少数患者会继续发展,最终因呼吸衰竭或肺部感染而死亡。

肺泡蛋白沉积症有何表现?

起病可急可缓,运动不耐受是最常见的首发表现,若未予诊断,则可表现为进行性呼吸困难和咳嗽。可伴发热、无力、体重减轻、胸痛、咯血及食欲减退。婴幼儿呼吸道症状较为隐匿,多表现为生长发育落后,以吐泻为首发症状。继发感染时,痰可呈黄色脓性。病变进展可出现发绀及严重气促。体征甚少。仅有少许散在湿啰音或胸膜摩擦音,有时可见杵状指(趾)。

肺泡蛋白沉积症如何治疗?

本病目前无特效治疗方法。可试用蛋白溶解酶雾化吸入或间歇正压呼吸器吸入。行支气管肺灌洗术是迄今唯一被证明有效的治疗方法。用每升含10 g乙酰半胱氨酸和7 500 U肝素的生理盐水行肺灌洗清除肺泡内物质,疗效良好。单纯的生理盐水灌洗也可获同样效果。支气管肺泡灌洗通过支气管肺泡灌洗术,将沉积在肺泡的表面活性物质排出,从而改善肺通气和换气功能,很多情况下仅能暂时缓解症状,需定期反复进行。

六、公主病

——Rapunzel 综合征

女孩腹痛引出的疾病

16 岁的茜茜(化名)最近 1 周反复出现腹痛、腹胀、恶心、呕吐,去医院检查,腹部 X 线平片见到肠管胀气;做了胃镜检查发现多处胃黏膜充血水肿,胃内有毛发与食糜组成的由粗变细马尾样的巨大毛发石;肠镜检查也发现肠腔内散在较多毛发。

最终,医生诊断茜茜有异食癖(指婴儿和儿童在摄食过程中逐渐出现一种特殊癖好),而茜茜的这种胃毛发石就是罕见而特殊的类型 Rapunzel 综合征。

Rapunzel 综合征因何得名?

Rapunzel 综合征即毛石肠梗阻综合征,患者多有精神病或异食癖而喜好咀嚼吞咽头发、丝线类物,引起高位肠梗阻或幽门梗阻。此征根据格林童话中的同名主角命名。我们都知道,童话故事里长发公主拉庞泽尔(Rapunzel)用她那一头美丽的秀发帮助王子爬上了她的高塔。本病极为罕见,早在 1812 年国外专家 Jacob 和 Grimm 首先报道一例少女患者,我国亦有报道。

该病由于头发丝线类物这些长纤维的物质吞入胃内后,不能为机体所消化,而在胃蠕动的机械力作用下缠绕成团,形成毛石,随着胃内容物向小肠推进,毛石的尾端可经幽门进入空肠,因纤维样物质缠绕较紧,毛石难以继续向前推进时,而在胃和空肠上段逐渐增大,引起高位肠梗阻或幽门梗阻,毛石常压迫小肠壁的系膜侧,引起坏死甚至穿孔。偶尔,毛石尾端会延续至回肠或大肠。

Rapunzel 综合征有何表现?

该病患者多为女性,以青少年多见,表现为上腹部疼痛、腹胀以及恶心、呕吐。因毛石的活瓣作用,呕吐量一般不大,呕吐物中可含胆汁,但梗阻在幽门者则不含胆汁,少数可伴有腹泻和消化道出血表现,体检在上腹部常可扪及包块。若因胃肠壁坏死引起穿孔者可有弥漫性腹膜炎的症状及体征。

Rapunzel 综合征如何治疗?

本病需手术治疗,由于毛石比较长,一般取石常较困难,需多处切开,若有肠坏死时应做肠切除。

七、肝静脉病变

——布-加综合征

虚惊一场的陈老汉

陈老汉今年62岁,最近突然出现下肢毛细血管扩张,长时间走路后双腿水肿等症状,病情逐渐加重,接连就诊于多家医院,被诊断为下肢静脉瓣膜功能不全、下肢静脉炎。

最可怕的是,陈老汉还曾被两家医院疑诊为肝癌。用了相应药物治疗后效果不佳,陈老汉一家的情绪一度跌至谷底。最后本着能用中药维持多久是多久的心态,转院来到了一家中医院外科。

这家中医院介入血管外科曹主任参加外科会诊,根据患者症状、体征,结合影像检查所见,大胆推翻了此前各院的诊断结果,认为陈老汉所患的既不是下肢静脉炎,更不是肝癌,而是布-加综合征。他在局部麻醉下为患者行数字减影血管造影(DSA造影),术中发现患者肝静脉闭塞、副肝静脉代偿性扩张、下腔静脉近心端膜状狭窄,狭窄程度约60%。给予患者下腔静脉狭窄部位球囊扩张,患者术后恢复良好,治愈后满脸笑容地出了院。

何谓布-加综合征?

布加综合征由各种原因所致肝静脉和其开口以上段下腔静脉阻塞性病变引起的常伴有下腔静脉高压为特点的一种肝后门脉高压症。急性期患者有发热、右上腹痛、迅速出现大量腹腔积液、黄疸、肝大,肝区有触痛,少尿等症状。本病以青年男性多见,男女之比为 1.2：1～2：1,发病年龄在 2.5～75 岁,以 20～40 岁最为多见。

布-加综合征有何表现?

单纯肝静脉血栓形成急性期患者有发热、右上腹痛、迅速出现大量腹腔积液、黄疸、肝大,肝区有触痛,少尿等症状。数日或数周内可以因循环衰竭、肝衰竭或消化道出血死亡。单纯肝静脉血栓形成非急性期的表现是门静脉高压、肝脾大、顽固性腹腔积液、食管静脉曲张破裂出血。单纯下腔静脉阻塞,则有胸腹壁及背部浅表静脉曲张(静脉血流由下而上)及下肢静脉曲张、水肿、色素沉着和溃疡。因肝静脉和下腔静脉阻塞,心脏回血减少,患者可有气促。依血管受累多少、受累程度和阻塞病变的性质和状态等而殊不相同。可分为急性型、亚急性型和慢性型。

1. 急性型

多为肝静脉完全阻塞而引起,阻塞病变多为血栓形成。多始于肝静脉出口部,血栓可急剧繁衍到下腔静脉。起病急骤,突发上腹部胀痛,伴恶心、呕吐、腹胀、腹泻,酷似暴发型肝炎,肝脏进行性肿大,压痛,多伴有黄疸、脾大,腹腔积液迅速增长,同时可有胸腔积液。

2. 亚急性型

多为肝静脉和下腔静脉同时或相继受累,顽固性腹腔积液、肝脏肿大和下肢水肿多同时存在,继而出现腹壁、腰背部及胸部浅表静脉曲张,其血流方向向上,为布加综合征区别于其他疾病的重要特征。

3. 慢性型

病程可长达数年以上,多见于隔膜型阻塞的患者,病情多较轻,但多有引人注目的体征,如胸腹壁粗大的蜿蜒的怒张静脉、色素沉着见于足靴区,有的出现慢性溃疡。虽可有不同程度的腹腔积液,但多数趋于相对稳定。

146

布-加综合征如何治疗?

1. 介入手术治疗

布-加综合征首选介入手术治疗,创伤小、效果好。下腔静脉或肝静脉合并血栓者,可先插管溶栓治疗,待血栓完全溶解后可行球囊扩张治疗,将狭窄段血管扩开。球囊扩张效果差者可行肝静脉和或下腔静脉支架置入治疗。

2. 内科治疗

内科治疗包括低盐饮食、利尿、营养支持、自体腹腔积液回输等。对于起病一周内单纯血栓形成的急性期患者,可以用抗凝剂治疗,但大多数病例于血栓形成后几周或几个月才获确诊。对于大多数病例,保守治疗虽可以赢得侧支循环形成的时间,但患者最后仍需手术治疗。布-加综合征患者,特别是晚期患者,常有顽固性腹腔积液、严重营养不良。作为手术前的支持疗法,内科治疗可以改善患者全身情况、减少手术死亡率,有利于患者术后康复。

3. 外科治疗

(1) 隔膜撕裂术: 经右心房隔膜撕裂术,方法是经右前第四肋外胸切口或经胸骨切口进入胸腔,于右膈神经前纵行切开心包。

(2) 下腔静脉-右心房分流术。

(3) 肠系膜上静脉-右心房分流术。

(4) 根治性手术: 根治手术虽然直接去除了原发病灶,但在同时伴有下腔静脉炎症的病例中仍有复发的可能。

147

八、都是石膏惹的祸

——石膏综合征

因病得病

故事发生 1989 年 2 月,文静(化名)是一个 11 岁的小女孩,因为左股骨急性血源性骨髓炎并化脓性骨髓关节炎到医院住院。经过切开排脓,下肢牵引和多种广谱抗生素静脉注射治疗后,病情有所减轻。1989 年 2 月 28 日文静一时兴起,吃了很多东西,晚上突然感到肚子胀痛。第二天(3 月 1 日)腹痛阵发性加剧,医生予以注射阿托品后稍有缓解。到 3 月 2 日凌晨 4 时,文静突然呕吐大量深绿色液体,全身情况迅速恶化,测血压只有60/30 mmHg。医生体检发现中上腹部胃肠部有巨大隆起,女孩因疼痛,拒绝按压,且医师听诊肠鸣音弱。当时考虑绞窄性肠梗阻(因情况紧张,未作腹部 X 线检查),紧急剖腹探查,手术中发现胃和十二指肠高度膨胀扩张,大、小肠瘪塌。经胃肠减压,抽出 1 500 ml 深棕色液体和手术松解屈氏(Treitz)韧带后腹胀、腹痛和呕吐等症状均消失。当时考虑诊断为:石膏综合征。手术后,文静继续接受抗感染治疗、下肢牵引及创口引流换药等治疗,且经常变换卧位姿势,之后小女孩的症状未再出现。

石膏综合征是怎么造成的?

1878 年 Willatt 首先报道一例因为使用髋人字石膏后出现急性胃扩张症状的病例,被命名为石膏综合征。该病通常是患者长期仰卧者如行石膏固定、骨盆牵引、头颅-骨盆牵引、脊柱内撑开固定、脊柱牵拉等均可引起肠系膜上动脉加重对十二指肠的压迫,进而引起肠系膜上静脉阻塞而产生急性胃扩张的症状。

石膏综合征有啥表现?

该病症状的轻重取决于肠系膜上动脉压迫十二指肠横部的程度。早期仅感到上腹饱满膨胀,可能会有恶心,尤其手术后的患者,这些轻微症状极易被忽视。随之以后出现呕吐,逐渐频数,呕吐物多为棕绿色,继而呈咖啡色。腹部有震水声,全腹弥漫性压痛。重症患者甚至可出现脱水以致休克而死亡。

石膏综合征如何治疗?

(1) 去除病因,改变仰卧位,若病情允许,可改为俯卧位,双脚抬高。

(2) 胃肠减压,并用温盐水洗胃。

(3) 补充血容量,纠正水电解质及酸碱平衡失调。

(4) 如果病情未见好转应积极手术治疗,行屈氏韧带松解术。

(5) 必要时应拆除石膏或暂时解除牵引术,或减少矫正角度。

石膏综合征如何预防?

(1) 维持呼吸、循环等正常的生理功能。

(2) 保证骨折固定效果,确保外固定满意。

(3) 缓解疼痛,减轻患者的痛苦。

(4) 科学地指导患者进行功能锻炼,使患肢功能恢复与骨折愈合同步发展。

(5) 合理安排营养饮食,保证机体营养代谢需要。

(6) 有效的预防全身及局部并发症。

(7) 照顾生活,满足生理、文化等生活需求。

(8) 加强心理护理,保持心理健康,并指导提高自我护理和自我照顾的能力。

九、肺里也会"结疤"

——特发性肺纤维化

怪病缠身

65 岁的张大爷最近患上了怪病,原本运动员出身的他现在经常感到气短,不能爬楼梯,一爬就气喘,且不能干家务,一动就咳嗽。于是张大爷赶紧来到医院,经过医生的详细检查,得出的结论却让他大吃一惊。原来,张大爷患上的是一种罕见病,名叫特发性肺纤维化!

正常人的肺脏是由数亿个肺泡构成,就好比是一串串的小气球,可以随着人的一吸一呼时而鼓起来、时而瘪下去。而特发性肺纤维化患者的正常肺泡结构被破坏,久而久之形成瘢痕,让肺泡变硬、失去弹性,无法扩展自如。氧气难以进入患者体内,就会导致呼吸衰竭的发生。

早期的特发性肺纤维化并不太容易被发现,易被诊断为慢性支气管炎、哮喘等其他疾病。

一旦患上这种病,部分患者的病情会迅速恶化,一半患者在确诊后的2～3 年内死亡,5 年生存率低于 30%,比部分癌症的生存率都低。

特发性肺纤维化为何病?

目前,该病病因不明,发病机制亦未完全阐明,但有足够证据表明与免疫炎症损伤有关。不同标本所显示的免疫炎症反应特征不尽一致,周围血所反映出的是免疫异常比较突出,而支气管肺泡灌洗液显示炎症反应为主,而肺局部组织的异常又有所不同。因此在评估各种研究资料需要考虑到这种差异。目前认为,肺泡上皮细胞损伤和异常修复是导致肺纤维化的主要机制。损伤发生后,修复过程中不能完成正常的再上皮化过程,进而导致肺泡-毛细血管损伤。这一过程诱发细胞因子产生,成纤维细胞表面表达细胞因子受休,在细胞因子作用下聚集到损伤部位并增殖。发病率为 2/万～3/万。

151

特发性肺纤维化有哪些表现?

约 15％的特发性肺纤维化(idiopathic pulmonary fibrosis，IPF)病例呈急性,因上呼吸道感染就诊而发现进行性呼吸困难加重,多于 6 个月内死于呼吸循环衰竭。绝大多数 IPF 为慢性型(可能尚有介于中间的亚急性型),虽称慢性平均生存时间也只有 3.2 年。慢性型似乎并非急性型演变而来,确切关系尚不了解。

1. **主要症状**

(1) 呼吸困难:劳力性呼吸困难并进行性加重、呼吸浅速可有鼻翼扇动和辅助肌参与呼吸,但大多没有端坐呼吸。

(2) 咳嗽、咳痰:早期无咳嗽,后可有干咳或少量黏液痰,易有继发感染。出现黏液脓性痰或脓痰,偶见血痰。

(3) 全身症状:可有消瘦、乏力、食欲不振、关节酸痛等,一般比较少见,急性型可有发热。

2. **常见体征**

(1) 呼吸困难和发绀。

(2) 胸廓扩张和膈肌活动度降低。

(3) 两肺中下部 Velcro 啰音(属细湿性啰音),具有一定特征性。

(4) 杵状指(趾)。

(5) 终末期呼吸衰竭和右心衰竭相应征象。

特发性肺纤维化如何治疗？

1. 药物治疗

吡非尼酮和尼达尼布是 2015 年美国胸科学会/欧洲呼吸协会/日本胸科协会/拉丁美洲胸科协会联合发布的《特发性肺纤维化临床治疗推荐指南》中推荐等级最高(条件推荐)的两大药物之一。

2. 非药物治疗

(1) 戒烟：大多数 IPF 患者是吸烟者，吸烟与疾病的发生具有一定的相关性。吸烟者，必须劝导和帮助患者戒烟。

(2) 氧疗。

(3) 机械通气。

(4) 肺康复。

(5) 肺移植。

特发性肺纤维化如何预防？

(1) 由于本病的病程缓慢，医务人员应认真检查，明确诊断。

(2) 要鼓励患者树立战胜疾病的信心，积极配合治疗，并坚持治疗。

(3) 加强体育锻炼，增强抗病能力，冬季应注意保暖。

(4) 注意调剂饮食增加营养。

(5) 吸烟者必须戒烟。

罕见病科普，我们任重而道远

加速罕见病患者精准诊断

全球已知的罕见病约有 7 000 种，80%的罕见病由遗传变异引起。[1]

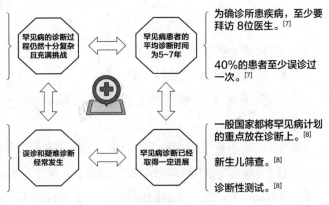

无论在哪一个国家，罕见病患者都是不常见的。[2]

由于罕见病患者人数较少，相关临床资料较为匮乏，医生在罕见病诊疗上的经验十分有限。[3]

患者承受不恰当的治疗。[4]

延误治疗会导致患者病情发展及恶化。[5]

影响患者的生存时间。[6]

罕见病的诊断过程仍然十分复杂且充满挑战

罕见病患者的平均诊断时间为5~7年

误诊和疑难诊断经常发生

罕见病诊断已经取得一定进展

为确诊所患疾病，至少要拜访 8位医生。[7]

40%的患者至少误诊过一次。[7]

一般国家都将罕见病计划的重点放在诊断上。[8]

新生儿筛查。[8]

诊断性测试。[8]

参考文献

［1］Tiwari J. Navigating through orphan medicinal product regulations in EU and US-similarities and differences［J］. Regul Toxicol Pharmacol，2015，71(1)：63 - 67.

［2］Dunkle M，Pines W，Saltonstall PL. Advocacy groups and their role in rare diseases research［J］. Adv Exp Med Biol，2010，686：515 - 525.

［3］Groft SC. Rare diseases research：expanding collaborative translational research opportunities ［J］. Chest. 2013，144(1)：16 - 23.

［4］Brewer GJ. Drug development for orphan diseases in the context of personalized medicine［J］. Transl Res，2009，154(6)：314 - 322.

［5］Oldenburg J，Mahlangu JN1，Kim B，et al. Emicizumab prophylaxis in hemophilia A with inhibitors ［J］. N Engl J Med，2017，377(9)：809 - 818.

［6］Groft SC. Rare diseases research：expanding collaborative translational resarch opportunities［J］. Chest. 2013，144(1)：16 - 23.

［7］Dupont A，Van Wilder P. Access to orphan drugs despite poor quality of clinical evidence［J］. Br J Clin Pharmacol，2011，71(4)：488 - 496.

［8］Gammie T，Lu C，Babar ZD. Access to Orphan Drugs：A Comprehensive Review of Legislations，Regulations and Policies in 35 Countries［J］. Plos One，2015，10(10)：e0140002.

参考文献

[1] 马端,李定国,张学,等.中国罕见病防治的机遇与挑战[J].中国循证儿科杂志,2011,6(2)：81 - 82.

[2] 丁洁,王琳.121 种罕见病知识读本[M].北京：中国医药科技出版社,2019,1 - 513.

[3] 陈静.可治性罕见病[M].上海：上海交通大学出版社,2017,1 - 302.

[4] 张抒扬.罕见病诊疗指南[M].北京：人民卫生出版社,2019,1 - 311.

[5] Tambuyzer E, Vandendriessche B, Austin CP, et al. Therapies for rare diseases：therapeutic modalities, progress and challenges ahead [J]. Nature reviews Drug discovery, 2020,19(2)：93 - 111.

[6] Gurovich Y, Hanani Y, Bar O, et al. Identifying facial phenotypes of genetic disorders using deep learning [J]. Nature medicine, 2019,25 (1)：60 - 64.

[7] Wright CF, FitzPatrick DR, Firth HV, et al. Paediatric genomics：diagnosing rare disease in children [J]. Nature reviews, Genetics, 2018,19(5)：253 - 268.

[8] Kaufmann P, Pariser AR, Austin C. From scientific discovery to treatments for rare diseases - the view from the National Center for Advancing Translational Sciences-Office of Rare Diseases Research. [J]. Orphanet Journal of Rare Diseases, 2018,13(1)：196.

[9] Strande NT, Riggs ER, Buchanan AH, et al. Evaluating the Clinical Validity of Gene-Disease Associations：An Evidence-Based Frame-

work Developed by the Clinical Genome Resource [J]. The American Journal of Human Genetics, 2017,100(6): 895 - 906.

[10] Stein CA, Castanotto D. FDA-Approved Oligonucleotide Therapies in 2017 [J]. Molecular therapy: the journal of the American Society of Gene Therapy, 2017,25(5): 1069 - 1075.

[11] Richards S, Aziz N, Bale S, et al. Standards and guidelines for the interpretation of sequence variants: a joint consensus recommendation of the American College of Medical Genetics and Genomics and the Association for Molecular Pathology [J]. Genetics in medicine, 2015,17(5): 405 - 424.

[12] Richter T, Nestler-Parr S, Babela R, et al. Rare Disease Terminology and Definitions-A Systematic Global Review: Report of the ISPOR Rare Disease Special Interest Group [J]. Value in health: the journal of the International Society for Pharmacoeconomics & Outcomes Research, 2015,18(6): 906 - 914.

[13] Robinson, Peter N, Khler, et al. The Human Phenotype Ontology: a tool for annotating and analyzing human hereditary disease [J]. The American Journal of Human Genetics, 2008,83(5): 610 - 615.

[14] 王鸿利,王学锋. 血友病诊断和治疗的专家共识[J]. 内科理论与实践, 2009,4(3): 236 - 244.

[15] 中国法布雷病专家协作组. 中国法布雷病诊疗专家共识(2021 年版) [J]. 中华内科杂志,2021,60(4): 321 - 330.

[16] 中华医学会血液学分会红细胞疾病学组. 中国成人戈谢病诊治专家共识(2020)[J]. 中华内科杂志,2020,100(24): 1841 - 1849.

[17] 中国医师协会血液科医师分会,中华医学会血液学分会,中国医师协会多发性骨髓瘤专业委员会. 中国多发性骨髓瘤诊治指南(2020 年修订)[J]. 中华内科杂志,2020,59(5): 341 - 346.

[18] 噬血细胞综合征中国专家联盟,中华医学会儿科学分会血液学组. 噬血细胞综合征诊治中国专家共识[J]. 中华内科杂志,2018,98(5): 341 - 346.

[19] 中华医学会血液学分会血栓与止血学组. 血栓性血小板减少性紫癜诊断和治疗中国专家共识(2012年版)[J]. 中华内科杂志,2012,33(11)：983－984.

[20] 中华医学会医学遗传学分会遗传病临床实践指南撰写组. α-地中海贫血的临床实践指南[J]. 中华医学遗传学杂志,2020,37(3)：235－242.

[21] 中华医学会血液学分会红细胞疾病(贫血)学组. 阵发性睡眠性血红蛋白尿症诊断与治疗中国专家共识[J]. 中华血液学杂志,2013,34(3)：276－279.

[22] 中国抗癌协会血液肿瘤专业委员会,中华医学会血液学分会白血病淋巴瘤学组. 原发性轻链型淀粉样变的诊断和治疗中国专家共识(2016年版)[J]. 中华血液学杂志,2016,37(9)：742－746.

[23] 中国免疫学会神经免疫分会. 中国重症肌无力诊断和治疗指南(2020版)[J]. 中国神经免疫学和神经病学杂志,2021,28(1)：1－12.

[24] 中华医学会风湿病学分会. 白塞病诊断和治疗指南[J]. 中华风湿病学杂志,2011,15(5)：345－347.

[25] 中华医学会内分泌学分会肾上腺学组. 嗜铬细胞瘤和副神经节瘤诊断治疗的专家共识[J]. 中华内分泌代谢杂志,2016,32(3)：181－187.